RECHERCHES ANATOMO-PATHOLOGIQUES

SUR

L'ÉVOLUTION DES FIBROMYOMES

DE

L'UTÉRUS ET DE SES ANNEXES

PAR

le docteur Pierre-Michel-Auguste COSTES

DE LA FACULTÉ DE PARIS
LICENCIÉ ÈS SCIENCES NATURELLES
MEMBRE DE LA SOCIÉTÉ ZOOLOGIQUE DE FRANCE

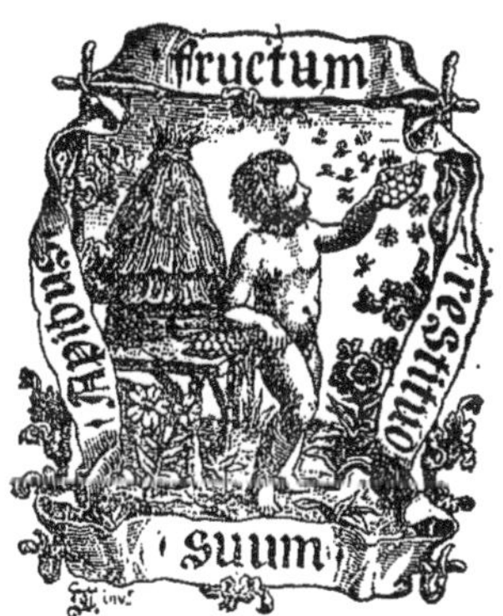

PARIS

SOCIÉTÉ D'ÉDITIONS SCIENTIFIQUES

PLACE DE L'ÉCOLE DE MÉDECINE
4, RUE ANTOINE-DUBOIS, 4
——
1895

À LA MÉMOIRE DE MON PÈRE

DU MÊME AUTEUR

Sur le rein de l'écrevisse fluviatile (Traduction de Vassiliew). *Guide scientifique*, mars 1884.

Note préliminaire sur les cœcums, sur les glandes intestinales et sur une nouvelle glande des crustacés décapodes. *Comptes rendus des séances de la Société de Biologie*, 25 octobre 1890.

Contribution à l'étude de l'anatomie pathologique des fibromes de l'utérus et de ses annexes (En collaboration avec M. Pilliet). *Comptes rendus des séances de la Société de Biologie*, 20 octobre 1894.

Deux cas d'invagination intestinale chronique chez les lions (Avec M. Pilliet). *Bulletin de la Société anatomique*, décembre 1894.

Etude sur l'appendicite folliculaire (Avec M. Pilliet). *Bulletin de la Société anatomique*, janvier 1895.

AVANT-PROPOS

La discussion au *Congrès français de chirurgie* (1),
sur le traitement des fibromes utérins, 1893, a démontré
que, loin d'être des tumeurs bénignes tendant à s'atrophier
après la ménopause, les tumeurs fibreuses de l'utérus sont
des tumeurs graves. *M. Doyen* (de Reims) fit remarquer
la fréquence assez grande de leurs dégénérescences cancéreuses et sarcomateuses. L'année suivante, *M. Delagenière* (2) (du Mans), à la première page de son mémoire
sur l'*hystérectomie abdominale totale*, insiste de nouveau
sur la gravité des corps fibreux de l'utérus.

A cette époque, nous avions déjà un certain nombre de
préparations histologiques de tumeurs de l'utérus ; nous
avons pu nous procurer plusieurs autres pièces et nous
avons publié, en collaboration avec M. le docteur *Pilliet* (3),
un résumé très succinct de nos observations. Depuis,
nous avons examiné quelques nouvelles tumeurs. Nous

(1) Le Congrès français de chirurgie. 7e session, 1895, p. 24 et 50.

(2) *Delagenière*. De l'hystérectomie abdominale totale pour tumeurs
fibreuses de l'utérus. Archives provinciales de chirurgie, 1894.

(3) *Pilliet* et *Costes*. Contribution à l'étude de l'anatomie pathologique
des fibromes de l'utérus et de ses annexes. Comptes rendus des séances
de la Soc. de biologie, 20 octobre 1894.

allons donner dans ce travail le résultat de nos recherches histologiques sur la pathologie des fibromyomes de l'utérus et de ses annexes.

Avant d'exposer le plan de cette thèse, qu'il nous soit permis d'adresser à M. le professeur Tillaux tous nos remerciements pour la large hospitalité qu'il a bien voulu nous accorder depuis plus de six mois dans son laboratoire.

Nous sommes heureux de pouvoir exprimer ici, à M. le professeur Cornil, toute notre sincère reconnaissance pour le grand honneur qu'il nous a fait en acceptant la présidence de cette thèse.

Que M. le docteur Pilliet, chef du laboratoire de clinique chirurgicale de la Charité, veuille bien accepter le témoignage de notre vive gratitude pour les nombreuses coupes qu'il nous a confiées, et surtout pour la complaisance inépuisable avec laquelle il n'a cessé de mettre à notre disposition ses savants conseils et sa haute expérience.

Que notre vieux camarade, le docteur Souligoux, interne médaille d'or et prosecteur de la Faculté, toujours prêt à nous aider dans les détails cliniques ou anatomiques, reçoive nos plus sincères remerciements.

Enfin, nous nous faisons un plaisir et un devoir de ne pas oublier que c'est dans les laboratoires maritimes de notre illustre et vénéré maître, M. De Lacaze-Duthiers, que nous avons commencé à nous exercer dans la pratique de la technique microscopique. Nous le prions de vouloir bien accepter le témoignage de notre profonde reconnaissance.

INTRODUCTION

Ce travail a pour objet l'étude histologique du développement du fibromyome utérin et des formations sarcomateuses fréquentes dans ces tumeurs.

Nous cherchons à démontrer l'origine vasculaire du fibromyome et des formations sarcomateuses dans les fibromyomes, théories déjà brièvement exposées par Pilliet (1) et par nous (*loc. cit.*).

Nos recherches ont porté sur 463 coupes provenant de 59 pièces prises en différents points de 21 tumeurs de l'utérus ou de ses annexes.

Dix de nos tumeurs proviennent du service de la clinique chirurgicale de M. le professeur Tillaux de la Charité ; les autres ont été opérées par MM. Péan,

----

(1) *Pilliet*. Evolution sarcomateuse d'un fibrome utérin. Une hypothèse sur l'origine des fibromes. Bulletin de la Société anatomique, janvier 1894.

— Sur l'évolution sarcomateuse des fibromes utérins. Fibro-sarcome de l'utérus. Hystér(tomie. Guérison. Bulletin de la Société anatomique, 21 juillet 1894, p. 551.

Poirier, Audain, Baudoin et Manoury. Quelques-unes proviennent d'autopsies.

Elles se décomposent ainsi :

17 fibromyomes du corps de l'utérus.
1 fibromyome du col de l'utérus.
1 polype fibromyomateux du col de l'utérus.
2 fibromyomes du ligament large.

L'examen de ces pièces nous a amené à nous occuper des diverses dégénérescences que peuvent subir les fibromyomes utérins.

Nous diviserons donc cette thèse de la manière suivante :

Aperçu historique.
Exposé de notre méthode de recherches.
Fibromyome normal et son développement.
Dégénérescences fibreuse, calcaire, cartilagineuse, osseuse, cancéreuse, myxomateuse.
Formations sarcomateuses.
Résumé et conclusions cliniques.
Index bibliographique.

APERÇU HISTORIQUE

On peut faire remonter à la plus haute antiquité la notion des tumeurs fibreuses de l'utérus.

Hippocrate (1) dans son livre *Sur la nature de la femme*, décrit certaines affections de la matrice qui semblent se rattacher à ces tumeurs. Dans un autre ouvrage (*De Morb. Vulg.*, l. V), il raconte l'histoire d'une servante thessalienne qui expulsa par le vagin deux pierres qui très vraisemblablement, n'étaient autre chose que des polypes calcifiés.

Galien (2), *Aétius* (3), paraissent y avoir fait allusion.

Paul d'Egine (4) (*De re medica*, t. III) les décrit sous le nom de *scléromes de la matrice*.

Ambroise Paré (5), puis *Desgoux de Fobert* trouvent des pierres en la matrice.

(1) *Hippocrate.* Sur la nature de la femme, édit. Littré. De morb. vulg., V.

(2) *Galien.* De loc. affect., lib. I, cap. I.

(3) *Aétius.* Titr. IV, sér. 4, ch. LI, VIᵉ siècle.

(4) *Paul d'Egine.* De re medica, t. III. Chirurgie, ch. II, traduction Daleschamps.

(5) *Ambroise Paré.* XXIVᵉ livre. De la génération, ch. XLI. Paris, 1579.

Fabrice de Hilden (6), des corps charnus volumineux, et *Chambon de Monteau* (6 *bis*) des corps *fibro-cartilagineux.*

Guillemeau (7) décrit les polypes sous le nom de *mole pendante* et l'extirpation de l'un d'eux après ligature.

Levret (8) fait le premier un mémoire remarquable sur les polypes de la matrice, mais il contient aussi d'excellentes indications sur les tumeurs de la matrice elle-même.

Louis (9) donnent des observations de concrétions calculeuses de la matrice qui sont certainement des fibromes dégénérés.

Morgagni (10) les appelle *tubercules squirrheux* et les croyait appelés à dégénérer. Dans son opinion, partagée par *Van Swieten* et bien d'autres, l'induration fibreuse (squirrheuse) de l'utérus était la première phase du cancer utérin ; comme l'induration du sein par exemple précède le cancer de cet organe.

Bichat (11), *Baillie* (12), *Meckel* (13), *Roux* (14) et

(6) *Fabrice de Hilden*. Op. Observat. LII-LIV. Francfort, 1646.

(6 *bis*) *Chambon de Monteau*. Des maladies des femmes. Paris, 1784.

(7) *Guillemeau*. Heureux accoucheur, ch. iv, p. 267, 1649.

(8) *Levret*. Mémoires sur les polypes de la matrice et du vagin. Mém. de l'Acad. royale de chirurg., petite édit., t. III, 1749.

(9) *Louis*. Mémoire sur les concrétions calculeuses de la matrice. Mém. Acad. royale de chirurg., petite édit., t. II, p. 91.

(10) *Morgagni*. Lettre XXIX. Siège et causes de maladies. Paris, 1820.

(11) *Bichat*. Anatomie générale, 1801 ; — Anatomie descriptive, t. V, 1802 ; — Leçons d'anatomie pathologique.

(12) *Baillie*. Anat. des krankr. Bauer. 1802.

(13) *Meckel*. Handb. der Path. anat., t. II, 1818.

(14) *Roux*. Sur les polypes utérins, p. 101. Mélanges de chirurgie. Paris, 1809.

surtout *Bayle* (15) rattachent les corps fibreux de la matrice aux polypes fibreux, et montrent que les prétendus os et calculs se forment d'abord dans le tissu utérin et ne deviennent libres qu'après.

Bayle (p. 62) démontre en outre ce fait très important que les tumeurs fibreuses de l'utérus n'ont rien de commun avec le cancer ; il donne aussi à ces tumeurs les noms classiques qui sont encore employés aujourd'hui.

Son article *corps fibreux* du Dictionnaire en 60 volumes reproduit les mêmes idées.

Dupuytren (16) sous la direction de qui *Bayle* avait fait son mémoire, *Lisfranc* (17), *Velpeau* (18) augmentent les connaissances déjà acquises et les vulgarisent par leurs écrits et leurs leçons.

Déjà en 1807, *Bichat* (*Anat. descrip.*, t. V, p. 289), avait établi que les polypes fibreux de l'utérus possédaient une structure identique à celle de l'utérus, mais il reconnaissait ignorer complètement la nature du tissu de ce dernier organe. Il lui trouvait bien quelques caractères du tissu musculaire, mais à côté de ces ressemblances, il constatait de si nombreuses et si graves différences que toute assimilation lui paraissait impossible.

Rokitansky (19) désigne les tumeurs dont nous nous occupons sous le nom de *fibroïdes*, mais ne fait pas connaître leur structure.

(15) *Bayle*. Journal de médecine, t. V, p. 62, 1802; — Corps fibreux de la matrice. Dict. des sc. méd. en 60 vol., t. VII, 1813.

(16) *Dupuytren*. Leçons orales de clinique chirurgicale. Paris, 1839.

(17) *Lisfranc*. Clinique chirurgicale de la Pitié. Paris, 1841-43.

(18) *Velpeau*. Médecine opératoire, t. III, 1832 et t. IV, 1839.

(19) *Rokitansky*. Zeitsch. d. Ges. d. Ac. Wien, 1836 et 1842.

Mais c'est *Vogel* (20) qui le premier découvrit que l'utérus aussi bien que les tumeurs fibreuses de cet organe contenaient des fibres musculaires organiques. *Fibræ musculares organicœ ex cellulis nucléatis procrescentes.* (Légende de la planche XXIII, fig. 6.)

Les figures 10 et 11 de cette planche 3, représentent des dessins assez nets d'éléments musculaires lisses, tirés du corps fibreux de l'utérus.

Les figures 7, 8, 9 représentent aussi des fibres musculaires lisses provenant d'autres organes.

Mais il y a loin de cette simple mention aux descriptions fidèles et complètes que quelques années plus tard *Lebert* (21) et *Robin* (22) donnèrent séparément des diverses tumeurs fibreuses de la matrice Comme Rokitansky, Lebert les désigne sous le nom de *fibroïdes*, mais c'est pour bien marquer que ces tumeurs ne sont pas entièrement fibreuses, qu'elle n'en ont que l'apparence, qu'elles renferment une certaine proportion de fibres musculaires lisses.

A peu près à la même époque. *Cruveilhier* (23) les appelle *corps fibreux* « formés par le tissu fibreux le plus dense que l'on connaisse », il n'y signale nulle part la présence de fibres musculaires ; d'ailleurs il n'admet pas la formation de ces corps par les tissus ambiants ; pour

(20) *Vogel.* Icones histologiæ path. Leipsig, 1845.

(21) *Lebert.* De la structure des fibroïdes de l'utérus. Comptes rendus de la Société de Biologie, 1852; — Traité d'anatomie pathologique géné rale et spéciale. Paris, 1859.

(22) *Robin.* Dict. de Nysten, art. Tumeurs. Muqueuse utérine dans Archives générales de médecine, 1848. Polypes fibreux de l'utérus dans *Ferrier.* Thèse Paris, 1854; — Polypes utéro-folliculaires dans *Luna.* Thèse de Paris, 1852.

lui ce sont « des corps organisés parasitaires vivant d'une vie propre », « se développant dans le tissu cellulaire des organes à la manière des entozoaires (par un blastème, par lymphe plastique, par dépôt d'éléments fibro-plastiques, peu importe) ». Il donne le nom de *géodes* « aux cavités sans parois propres presque toujours anfractueuses, que présentent si souvent les corps fibreux. »

Routh (24) publie des articles et des leçons sur le même sujet.

Virchow (25), pour bien montrer leur nature musculaire leur donne le nom de *myomes*, et *Zenker* (26), poussant plus loin la distinction, propose de les appeler *leïomyomes* (tumeurs à fibres musculaires lisses).

Virchow (27), dans sa pathologie des tumeurs, fait des myomes utérins une étude très complète et très détaillée, à laquelle nous aurons souvent l'occasion de revenir dans le cours de ce travail.

Klob (28) fait un excellent résumé de la question. Ses citations nous ont été très utiles.

(23) *Cruveilhier*. Traité d'anatomie pathologique générale, t. III, p. 652 à 709. Paris, 1856.

(24) *Routh*. Clinical Lectures The Lancet. 1863. Mémoire on some points connected will the pathology of fibro-cystic tumour. London, 1864; — Transact of pathology Society, t. XIV.

(25) *Virchow*. Wirchow's Archiv., 1854, t. VI, p. 553. Wiener med. Wochenschr, 1856, n° 7, p. 100.

(26) *Zenker* (*F.-A*). Ueber die Veranderungen der willkurlichen Muskela im typhus abdominalis, nebst einem Excurs uber die pathologisch Neubildung quergestreiften Musket Gewebe. Leipsik, 1864, p. 84.

(27) *Virchow*. Pathologie des tumeurs, trad. Aronssohn, t. III, p. 339-422, 1871.

(28) *Klob* (*J.-M*.). Pathologische anatomie der Weiblichen Sexualorgane Wien, 1864, p. 143-175.

Hénocque (29) donne des liomyomes une étude brève et claire.

Broca (29 *bis*) pour rappeler leur identité avec le tissu utérin, les appelle *hystéromes*.

Cornil et *Ranvier* (32) parlent aussi des myomes utérins, mais sans entrer dans beaucoup de détails.

Signalons l'article de *Siredey* (33) et *Danlos*, dans le *Dictionnaire de Médecine et de Chirurgie*, les deux bonnes thèses de *Sevastopoulo* (30) et de *Lebec* (31), et le remarquable chapitre « fibromyomes », de *Delbet* (34), dans le *Traité de Chirurgie*, de Duplay et Reclus.

Nous n'avons pas la prétention de donner ici un historique complet de la question, nous avons voulu seulement l'exposer dans ses grandes lignes, nous réservant de citer les auteurs au fur et à mesure de nos besoins.

On trouvera d'ailleurs, à la fin de cet ouvrage, un index bibliographique assez détaillé.

(29) *Hénocque*. Dictionnaire encyclopédique des Sciences médicales. Art. Liomyome, 1869.

(29 *bis*) *Broca*. Traité des tumeurs, t. II, p. 252, 1869.

(30) *Sevastopoulo*. Des hystéromes ou des tumeurs dites fibreuses de l'utérus. Thèse Paris, 1875.

(31) *Lebec*. Etude sur les tumeurs fibro-kystiques et les kystes de l'utérus. Thèse Paris, 1880.

(32) *Cornil* et *Ranvier*. Manuel d'anatomie pathologique, 2e édition, t. II, p. 723-27. Paris, 1894.

(33) *Siredey* et *Danlos*. Dict. de médecine et de chirurgie pratique, t. XXXVII, art. Utérus, p. 695-721. Paris, 1888.

(34) *Delbet* (*P.*) Maladies de l'utérus dans le Traité de chirurgie de Duplay et Reclus, t. VIII, p. 417-466. Paris, 1892.

MÉTHODE DE RECHERCHES

Ayant pour but l'étude des fibromyomes utérins, et des dégénérescences ou des néoformations qui peuvent se produire dans ces tumeurs, les diverses méthodes de dissociation, soit sur des tissus frais, soit sur des tissus ayant subi des macérations dans divers liquides, ne pouvaient pas nous être d'une grande utilité ; nous nous sommes donc uniquement servi de la méthode des coupes.

Voici quelle est la technique que nous avons suivie. Le plus tôt possible après l'extirpation de la tumeur, nous y prenons, en divers points, de petits fragments que nous plongeons dans le liquide fixateur.

La fixation des éléments cellulaires dans leur forme est peut-être la plus importante des opérations pour avoir de bonnes coupes. Aussi le choix du liquide fixateur est il bien loin d'être une quantité négligeable, il doit changer suivant les tissus et les animaux.

Nous avons essayé d'abord l'*alcool à 70° avec 3 0|0 d'acide nitrique* qui nous avait si bien servi pour les glandes des crustacés. Ici nous n'en avons pas obtenu de bons effets ; le tissu fibreux gonflait considérablement dans ce réactif et le résultat était déplorable.

La *liquide de Muller*, outre le temps très long qu'exige son emploi, est souvent très gênant pour la coloration. Après quelques essais plus ou moins bons, nous nous sommes arrêtés à l'*alcool absolu* qui nous a donné d'excellents résultats.

Les pièces sont plongées dans une *quantité d'alcool absolu très grande relativement à leur volume et maintenues au dessus du fond du flacon par une couche de ouate.*

Les pièces y séjournent de 12 à 24 heures suivant leurs dimensions. La fixation et le durcissement se font en même temps. Après avoir passé 30 minutes dans le *chloroforme*, nous les mettons une heure dans le *chloroforme sursaturé de paraffine*. Au sortir du chloroforme paraffiné, nous les plaçons à l'étuve dans la paraffine fondue (1), et nous les y laissons d'une heure à 3 heures au maximum. L'inclusion est faite dans un cadre placé dans une cuvette ; et, dès que la surface de la paraffine commence à se solidifier, nous la recouvrons immédiatement d'une grande quantité d'eau froide ; le refroidissement brusque de la paraffine empêche la formation de bulles de gaz à son intérieur.

Nos pièces sont débitées, soit en coupes séparées avec le

(1) Le choix du point de fusion de la paraffine n'est pas indifférent pour la bonne réussite des coupes ; pour couper dans le laboratoire dont la température variait entre 15 et 18°, nous nous servions de paraffine fondant à 45°.

microtome à glissement de Schanze (1), soit en coupes en chaîne avec le *microtome à bascule de Dumaige*. C'est de ce dernier instrument que nous nous sommes servi le plus souvent. Il a l'inconvénient de *friser* quelquefois les coupes, mais on y obvie de la manière suivante : On étale sur la lame porte-objet une très mince couche d'albumine de Mayer; on verse dessus quelques gouttes d'eau distillée; les coupes sont placées sur cette eau, à la surface de laquelle, elles flottent librement. La lame est pendant quelques minutes placée dans une étuve dont la température est inférieure de quatre ou cinq degrés au point de fusion de la paraffine employée. On peut aussi chauffer légèrement la lame à la flamme d'un Bunzen ou d'une lampe à alcool; ce petit tour de main demande une certaine habitude, car il ne faut pas fondre la paraffine.

A mesure que l'eau s'échauffe, on voit les coupes qui étaient frisées, froncées, s'étendre, s'étaler et devenir bientôt absolument planes. On aspire alors l'eau avec une pipette fine, puis avec du papier filtre. La lame est remise à l'étuve pour compléter la dessiccation.

Lorsque les coupes sont sèches, on peut les faire passer dans toutes sortes de réactifs, faire sur elles tous les lavages imaginables, elles ne se décollent jamais. L'albumine est extraordinairement tenace; sur des centaines de préparations que nous avons faites par ce procédé nous n'avons jamais vu une seule coupe se détacher. On a en

---

(1) Le *Schnittstrecker* de Mayer, Andres et Griesbrecht, décrit dans Mitt. a. d. Zool. Stat. Neapel, t. IV, 1883, p. 429, est d'une très grande commodité pour éviter l'enroulement des coupes.

outre le grand avantage d'avoir des coupes parfaitement planes.

Nous nous débarrassons de la paraffine par un lavage d'une ou deux minutes dans le *xylol*. Nous lavons ensuite par la série des alcools et nous arrivons à l'eau.

Coloration sur lames par le *carmin à l'alun* ou *le carmin au lithium*, mais nous préférons la double coloration par l'*hématoxyline* d'une formule plus chargée en alun que celle de Boehmer et par l'*éosine à l'alcool* que nous employons lorsque, après lavage à l'eau de l'excédent d'hématoxyline, nos coupes sont dans l'alcool à 60°. Lavage rapide à l'alcool à 90°, éclaircissement à l'*essence de girofle* et montage *au baume de Canada au chloroforme*.

Il nous a toujours paru inutile de passer par l'alcool absolu.

Nous avons employé aussi l'*hématéine*, elle nous a donné des résultats analogues à l'hématoxyline, mais avec une élection presque absolue sur les noyaux.

Plusieurs histologistes, et des plus distingués font, généralement leurs coupes à main levée après inclusion à la gomme ; nous devons reconnaître que dans leurs mains habiles cette méthode a donné de magnifiques résultats ; mais ils ne veulent entendre parler de la paraffine que dans quelques cas spéciaux et lui attribuent toutes sortes d'inconvénients.

Etant depuis de nombreuses années familiarisé avec l'emploi de la paraffine, nous voudrions essayer de montrer que bien souvent ces prétendus inconvénients ne sont pas réels et que l'inclusion à la paraffine doit être presque toujours le procédé de choix.

On lui reproche de demander un outillage spécial et compliqué. Il suffit d'une simple étuve à température à peu près constante ; cet instrument se trouve dans tous les laboratoires.

On lui reproche de demander un temps plus considérable. L'inclusion soit à la gomme simple par le procédé de *Stricker*, soit à la gomme glycérique par le procédé d'*Hertwig* ou celui de *Joliet*, demande au minimum deux jours et souvent quatre ou cinq jours.

Au sortir de l'alcool absolu, nous sommes prêts à couper dans la paraffine au bout de trois heures. Comme nous avons fixé presque toujours nos pièces à l'alcool absolu, nous ne perdons donc pas de temps et même si nous avions fixé avec une solution aqueuse, il ne faut pas plus de 24 heures pour arriver à cet alcool.

On dit que la paraffine peut être bonne pour de tout petits morceaux, mais que l'on ne peut obtenir avec elle des coupes d'une certaine étendue. Nous avons fait pour ce travail des coupes de 2 cent. sur 1 cent., et nous avons obtenu il y quelques années, à Banyuls, des coupes de 12 millimètres, sur 8 millim. dans la partie pylorique d'un estomac de Maja squinado, et l'on sait combien même, en faisant abstraction des pièces calcaires plus ou moins bien décalcifiées, la kytine présente de difficultés à couper. Pour nous l'on peut donc, en prenant quelques précautions, enrober dans la paraffine des pièces d'une surface suffisante pour presque tous les sujets.

Enfin l'on dit que la paraffine fait fortemement ratatiner les tissus et que souvent avec elle on obtient des coupes farineuses, coupes où une plus ou moins grande partie de l'objet, au lieu d'être nettement tranchée, a été réduite en farine. Cela est vrai si les manipulations antérieures (fixation, déshydratation et pénétration de la pièce par un dissolvant de la paraffine) ont été mal faites ou si l'on a suivi des indications données par certains auteurs de laisser les objets à l'étuve (50 à 60°) pendant 24 et même 36 ou 48 heures. Dans ce dernier cas l'objet est complètement cuit. Moins un objet reste dans la paraffine, mieux cela vaut.

La plupart de mes pièces y ont séjourné pendant une heure ou deux, et trois heures au maximum. J'ai vu d'excellentes inclusions de larves de bryozaires se faire en une minute. En prenant soin de ne pas prolonger le séjour au delà de ces limites et en choisissant une paraffine dont le point de fusion est proportionné à la température du laboratoire, on est sûr de faire de bonnes coupes.

Nous croyons donc que l'inclusion à la paraffine est le procédé qui donne les coupes les plus fines, conservant le mieux tous les éléments dans leur structure et leurs rapports ; qu'il exige moins de temps que les autres méthodes, et qu'il ne demande qu'une habitude facile à acquérir pour ne pas présenter davantage de difficultés.

Il existe cependant un procédé plus rapide ; c'est celui qui consiste à couper la pièce à main levée, après un séjour de quelques heures dans l'alcool absolu. On obtient ainsi des coupes qui sont loin d'être très fines ; mais qui sont suffisantes pour faire un diagnostic de tumeur, par exemple.

LE FIBROMYOME NORMAL ET SON DÉVELOPPEMENT

Les tumeurs dont nous nous occupons ici ont été désignées sous des noms très divers, correspondant plus ou moins aux idées qu'avaient les auteurs sur leur disposition ou sur leur structure.

Elles ont été appelées, *pierres de la matrice, scléromes,* (*Galien, Paul d'Egine*), *corps charnus* (*Fabrice d'Hilden* (1), *môle pendante* (*Guillemeau*) (2), *corps fibro-cartilagineux* (*Chambon de Monteau*), *tubercules squirrheux* (*Morgagni*) (3), *corps fibreux* (*Bayle*) (4), *fibroïdes* (*Rokitansky*) (5), (*Lebert*) (6), *tumeurs chondroïdes* (*Heusinger*) (7), *sous-cartilagineuses* (*Hopper*)(8),

(1) *Fabrice d'Hilden*. Loc. cit.
(2) *Guillemeau*. Loc. cit.
(3) *Morgagni*. Loc. cit.
(4) *Bayle*. Loc. cit.
(5) *Rokitansky*. Loc. cit.
(6) *Lebert*. Loc. cit.
(7) *F. Heusinger*. System der Histologie Eisnael, 1822, p. 91.
(8) *Rop. Hopper*. The morbid anatomie of the luman uterus and its appendages. London, 1832, p. 10.

pilomes (*Mung*), *hystéromes* (*Broca*) (9), *stéatome* (*Voigtel*), *sarcome fibreux* (*Rindfleisch*) (10), *desmoïde* ou *tumeurs fibro-tendineuses* (*Muller*) (11), *myomes, myomes levicellulaires* (12), *Virchow* (13), *léiomyomes* (*Zenker*) (14), *fibromes, fibromyomes.*

Depuis longtemps il est reconnu que les *polypes* utérins ont une structure identique à celle des fibromyomes, qu'ils soient *sous-muqueux, interstitiels* ou *sous-péritonéaux;* nous montrerons plus loin qu'il en est de même des fibromes du *ligament large.* Faisant uniquement des recherches d'anatomie pathologique, nous ne ferons aucune distinction entre eux.

Nous ne distinguerons pas davantage des fibromyomes interstitiels, les *hyperplasies partielles ou générales* de l'utérus. Car si les fibromyomes sont souvent isolés dans une coque fibreuse, ou à peine réunis au tissu utérin par un pédicule (pl. I, pl. 2, fig. 2); on en voit qui sont au contraire en continuité complète avec l'utérus, et ne peuvent être presque sur aucun point séparés du tissu

(9) *Broca.* Traité des tumeurs, t. II, p. 252, 1869.

(10) *Rindfleisch.* Traité d'histologie pathologique, trad. Gross, 1873, p. 145.

(11) *John Müller.* Ueber den feineren Ban des Geschwülste, p. 60.

(12) Nous devons signaler en passant que *Pernice* (Ueber ein straübige myo-sarcoma strio-cellulare Uteri, Virchow's Archiv., vol. CXIII, 1889), a constaté la présence de fibres musculaires striées dans une tumeur de l'utérus. Pareil fait a été signalé par *Vignard* (Soc. anat., 1889, p. 33), dans une tumeur de l'ovaire et dans des tumeurs de l'orbite par *Bayer*, par *Marchand* (Jahresb. Virchow, 1882 et 1885).

Dans les préparations que nous avons examinées, nous n'avons jamais rien trouvé de semblable.

(13) *Virchow.* Loc. cit.

(14) *Zenker.* Loc. cit.

propre (pl. IV). On trouve d'ailleurs tous les passages entre ces deux extrêmes.

Il nous arrivera certainement de nous servir des mots myomes ou fibromes que l'on emploie journellement; mais nous tenons à dire que le nom sous lequel nous voulons désigner ces tumeurs est celui de *fibromyome*; en effet on y *trouve toujours du tissu musculaire et du tissu fibreux*; la proportion entre ces deux tissus peut varier à l'infini, non seulement de tumeur à tumeur, mais aussi entre différents points de la même tumeur.

EXAMEN MACROSCOPIQUE.

Nous n'insisterons pas sur la position, le nombre, la taille des myomes utérins; nous renvoyons pour cela aux *Traités d'anatomie pathologique* et de *pathologie externe*.

Nous rappellerons brièvement qu'ils peuvent exister dans toutes les parties de l'utérus; qu'ils sont quelquefois solitaires, mais que *Kiwish* (1) et *Cruveilhier* (*loc. cit.*, p. 656), en ont compté jusqu'à 40 dans le même utérus; que leur taille peut varier de la grosseur d'une lentille jusqu'aux dimensions énormes des tumeurs citées par Broca, Walter (*loc. cit.*, p. 10), Virchow (*loc. cit.*, p. 366), *Hunter* (2).

Le fibrome représenté planche II, figure 2, a 5 milli-

______
(1) *Kiwisch*. Klinische Vortrage Prag., 1845, p. 419.
(2) *Hunter*. Amer. Journ. of Obstet. t. XXI. p. 62, 1888.

mètres de diamètre, tandis que ce lui de la planche I, a
27 centimètres.

Leurs connexions avec le tissu utérin sont aussi très
variables.

Pour Cruveilhier (*loc. cit.*, p. 669), « les corps fibreux
n'ont aucune continuité de tissu avec l'utérus dont ils
sont isolés par un tissu cellulaire lâche; » (p. 670), « on
pourrait comparer ce tissu aux bourses séreuses multi-
loculaires sous-cutanées » (p. 694), « la ligne de démarcation est aussi tranchée, dès les premiers moments de
l'apparition du corps fibreux à l'état naissant, qu'elle le
sera plus tard, lorsque le corps fibreux aura atteint un
grand volume. » Il rencontra bien des adhérences mais,
pour lui, ce sont des productions morbides.

Il est démontré que l'opinion de Cruveilhier est beaucoup trop absolue; certes, elle est exacte dans un certain
nombre de cas (énucléation), mais combien de fibromes
présentent-ils avec l'utérus des connexions soit restreintes
(pédicule), soit beaucoup plus étendues, soit même complètes; connexions tellement intimes qu'à leur niveau, il
est impossible de voir où finit le tissu utérin et où commence le fibromyome. Nous verrons plus loin, en parlant
du développement comment un myome faisant au début
partie intégrante du tissu utérin, arrive à s'en isoler, à
s'encapsuler.

Le poids spécifique de ces tumeurs est assez considérable.

Sevastopoulo, dans son excellente thèse (p. 13), a
trouvé 1,225 comme densité de plusieurs petits myomes
durs, mais non calcifiés.

La consistance des fibromyomes utérins est variable; aussi les a t-on souvent divisés en *mous*, *charnus*, etc., et en *durs*, *fibreux*, etc. Ces derniers sont de beaucoup les plus fréquemment extraits dans les opérations. Leur surface externe est blanchâtre, lisse, nacrée; souvent bosselée en certains points (pl. I), ils sont élastiques mais durs, résistants comme une balle de caoutchouc. A la coupe, leur tissu crie sous le couteau.

Les myomes mous sont souvent, comme nous le verrons, des tumeurs en dégénérescence; mais on trouve aussi parmi eux des myomes parfaitement normaux (surtout parmi les polypes).

Comme leur nom l'indique, ils sont mous comme de la chair; ils ne crient pas sous le scalpel. On trouve tous les points de passage possible entre ces deux variétés, qui peuvent aussi être associées dans la même tumeur.

Nous n'insisterons pas sur la *forme* des fibromyomes; quoique généralement arrondie ou ovoïde, elle présente les figures les plus variées : bosselures plus ou moins considérables (fibromyomes composés), pédicule, allongement (polypes, myomes intraligamenteux de Virchow, p. 350), lobes (Sevastopoulo, *loc. cit.*, p. 40).

A la coupe, le fibromyome se présente sous la forme d'une masse formée de lignes spirales plus ou moins bien marquées, mais *tourbillonnant* toujours autour d'un centre de figure placé à peu près au centre. La périphérie est marquée par un épaississement brillant, blanchâtre, qui envoie quelques travées dans l'intérieur. Cet ensemble constitue le *nodule fibromyomateux*. Une tumeur, même petite (pl. II, fig. 2), est rarement constituée par un seul nodule, elle est, au contraire, généralement formée d'un très grand nombre de ces nodules accolés les uns aux autres (pl. I, II, V, VI), ce qui explique les bosselures que l'on observe à la superficie. Dans ces tumeurs à nodules multiples, chaque nodule comprimé à la périphérie par sa zone limitante élastique, fait saillie sur la coupe.

Ce *tourbillonnement* (si toutefois nous pouvons nous exprimer ainsi), des fibres autour du centre du nodule a déjà été remarqué par plusieurs auteurs ; nous le notons avec soin, car il nous servira pour notre théorie du développement. Cet aspect est bien représenté par Lancereaux (1) ; on l'aperçoit aussi dans nos planches I, II et IV.

La vascularisation des fibromyomes a donné lieu à des opinions très diverses.

L'existence des capillaires a été généralement admise ; il est de même de celle des veines. *Cruveilhier* (*loc. cit.*, p. 671), décrit « un réseau veineux formant constamment la véritable limite des corps fibreux. »

Cruveilhier et d'autres nient l'existence des artères décrites par *Levret* et par *Pallas. Bayle, Dupuytren, Adam, Saviard, Cambernon* (2), *Broca*, etc., démontrent la présence d'artères dans les myomes utérins. Nous-même en avons souvent trouvé et entre autres dans le pédicule du gros fibryome-myome sous-péritonéal qui fait

(1) *Lancereaux.* Atlas d'anatomie pathologique, pl. 39, fig. 2 et 2'.

(2) *Cambernon.* Considérations sur la cause et la fréquence des corps et polypes fibreux de l'utérus. Thèse Paris, p. 14 et suiv., 1840.

l'objet de notre planche I. La section transversale de ce pédicule est représentée vue de face dans le petit dessin placé en haut de la planche.

Pour *Virchow* (*loc. cit.*, p. 349), les myomes utérins renferment originairement des *artères*, des veines et des capillaires.

« Si les connexions avec le voisinage persistent, les vaisseaux persistent aussi, et dans les myomes intra-pariétaux mous, ces vaisseaux prennent un assez grand développement. Plus ces connexions deviennent lâches avec le voisinage, plus les vaisseaux se raréfient jusqu'à ce qu'en définitive ils aient disparu. » C'est ainsi qu'il expliqué les grandes divergences d'opinions que nous venons de signaler ; nous nous rangeons complètement à cette manière de voir, et nous croyons volontiers que si Cruveilhier n'a pas trouvé d'artères dans les corps fibreux, c'est parce que (comme dit Sevastopoulo, *loc. cit.*, p. 18) c'est surtout à la Salpêtrière qu'il a puisé ses matériaux ; il a donc eu, non des tumeurs en activité, en voie de développement, mais des tumeurs âgées, anciennes, ayant déjà subi un certain processus d'évolution vers la dégénérescence fibreuse.

D'après *Gusserow* (1) certains fibromyomes recevraient leurs principaux vaisseaux non de l'appareil génital, mais des organes voisins au moyen d'adhérences secondaires.

Dupuytren décrit dans les fibromes des vaisseaux lymphatiques en nombre assez considérable. *Billroth*, puis

____

(1) *Gusserow*. Deutsch. Chirurgie, Lief. LVII, p. 21.

Lebec (*loc. cit.*, p. 18) supposent que dans les tumeurs fibro-kystiques, « les hystes à parois minces et à contenu séreux plus ou moins sanguinolent, sont peut-être des espaces lymphatiques énormément dilatés. » *Poirier* (1) décrit des lymphatiques sous-séreux hypertrophiés gros comme le pouce.

Astruc trouve des nerfs dans les polypes.

Dupuytren conclut à leur existence par la sensibilité des polypes enflammés. *Bidder* (*loc. cit.*, p. 138) a trouvé une fibre nerveuse à double contour de 15 millimètres d'épaisseur.

Herz (2) décrit leur terminaison.

Lorey (3) a suivi dans un polype myomateux des fibres à double contour.

Enfin *Hanot* a présenté en 1873, à la Société anatomique une tumeur fibreuse dans laquelle on rencontrait en même temps que de grands sinus veineux, de véritables plexus nerveux formés de branches dont les dimensions atteignaient celles des rameaux qui constituent le plexus cervical superficiel.

EXAMEN MICROSCOPIQUE.

L'examen d'ensemble, fait à un faible grossissement, d'un nodule fibromyomateux montre nettement la disposition tourbillonnée des fibres autour d'un point plus

(1) *Poirier*. Bulletin de la Société anatomique, juillet 1890, p. 371.
(2) *Herz*. Virchow's Arch., vol. XLVI, p. 255.
(3) *Lorey*. Deutsche Klinik, n° 21, p. 194, 1869.

ou moins central. On voit en outre que ce point central est presque toujours constitué par un capillaire. De ce point divergent les fibres qui, généralement disposées en spires plus ou moins régulières, s'échappent assez souvent pour aller entourer un nodule voisin ou s'intriquer avec les fibres de celui-ci. Sur les coupes le centre du nodule est fortement coloré (fibres musculaires) ; la périphérie au contraire (fibres conjonctives) est presque incolore ; de plus des bandes incolores s'intercalent de loin en loin dans le corps du lobule.

Cet aspect a été très bien représenté par Lancereaux (*loc. cit.*, pl. 39, fig. 2).

A un plus fort grossissement on voit que tout en conservant la disposition générale que nous venons d'indiquer, les *fibres musculaires lisses* ne sont pas disposées avec une aussi grande régularité. En effet, les unes ont été coupées suivant leur axe, d'autres transversalement, d'autres obliquement. Sur une coupe longitudinale les *cellules musculaires lisses* se reconnaissent tout d'abord à leur gros noyaux en forme de bâtonnet et à leur arrangement fort régulier les unes à côté des autres. Sur des coupes un peu épaisses la membrane cellulaire est assez difficile à délimiter. Dans les points où elles ont été coupées transversalement, elles apparaissent sous la forme de petits champs clairs très irrégulièrement polyédriques, accolés les uns aux autres, et ainsi déformés par pression réciproque. Au centre de presque chacun de ces petits champs clairs se trouve le noyau non arrondi, mais irrégulier, polyédrique, correspondant de loin à la forme générale de la cellule. L'aspect de ces coupes transversales de noyau est très caractéristique et suffirait à lui seul à les distinguer des cellules sarcomateuses par exemple. Dans ces coupes transversales, même un peu épaisses, la limite cellulaire est toujours très nette. Enfin dans les points coupés obliquement, les cellules et les noyaux sont généralement ovoïdes ou se rapprochent plus ou moins de l'un des deux types que nous venons de décrire.

Le *tissu conjonctif* est formé de faisceaux fibreux grêles au milieu desquels on trouve en assez grand nombre des cellules à petits noyaux, et une subtance intermédiaire assez abondante.

Nous ne saurions mieux compléter cette description qu'en donnant ici nos deux observations de fibromyome normal. Nous ferons remarquer que sur les 21 tumeurs qu'il nous a été donné d'étudier, ce sont les deux seules que nous ayons trouvé constituées par du fibromyome pur. Certes, nos autres pièces présentaient bien des points plus ou moins considérables de fibromyome typique ; mais elles avaient dans d'autres points subi diverses transformations.

OBSERVATION I

Fibromyome sous-péritonéal, opéré par M. le professeur Tillaux, le 10 décembre 1894. (Planche I, réduit environ au tiers de la grandeur naturelle.)

La surface externe de cette grosse tumeur est lisse, blanchâtre. Sa forme générale est arrondie, mais présente de très nombreuses bosselures.

Sa consistance est dure, élastique.

Le pédicule montre sur sa coupe un grand nombre de gros vaisseaux béants, artères et veines (petit dessin placé en haut de la planche).

A la coupe, le tissu crie sous le couteau. La surface de section nous montre une coque fibreuse assez mince (3 à 4 millim.), et de nombreuses, mais étroites travées blanchâtres, circonscrivant dans la tumeur un très grand nombre de noyaux rosés et saillants.

Examen microscopique. — La membrane enveloppante est formée de deux couches. L'externe est constituée par un tissu connectif dense composé de fibrilles très ténues à direction générale parallèle à la surface de la tumeur. On ne rencontre dans cette couche qu'un très petit nombre de cellules. La couche interne, à peu près de même épaisseur que la première, est formée de faisceaux qui, d'une manière générale ont une direction perpendiculaire à ceux de la couche externe ; ils se dirigent donc vers le centre de la tumeur. Les fibrilles qui les constituent sont beaucoup moins serrées que les premières, et l'on trouve au milieu d'elles un assez grand nombre de cellules, et des fibres musculaires lisses. C'est de cette seconde couche que partent les travées fibreuses qui s'enfoncent dans le fibrome, et circonscrivent les nodules fibromyomateux ; ces travées ont la même constitution que cette couche interne. En se rapprochant du centre du nodule, on voit aussitôt les fibres musculaires lisses augmenter en nombre et se substituer bientôt complètement au tissu connectif. Elles forment en effet la presque totalité du nodule. Certains faisceaux sont coupés longitudinalement, d'autres, transversalement ; mais leur direction générale est toujours circulaire autour du centre. Leurs gros noyaux, en bâtonnet, sont quelquefois rectilignes, mais le plus souvent incurvés ou sinueux. Le protoplasma cellulaire montre des fibrilles longitudinales excessivement ténues ; le protoplasma du noyau, outre un nucléole fortement coloré (hématoxyline), contient une dizaine de grains de chromatine.

La longueur moyenne de ces fibres-cellules est de 46 μ sur 12 μ de large. Ce sont donc approximativement les dimensions de fibres musculaires de l'utérus.

Presque toujours au centre du tourbillon des faisceaux musculaires on trouve un petit vaisseau sanguin. C'est, soit un capillaire (revêtement endothélial et adventice) ; soit quelquefois un vaisseau constitué par un endothélium, une ou deux et même trois couches de fibres musculaires circulaires et une adventice. Dans ce dernier cas, sommes-nous en présence d'une petite veine ou d'une artériole bien près de se terminer en capillaire. Je croirais volontiers à cette seconde hypothèse, mais les caractères microscopiques ne nous paraissent pas assez nets pour trancher la question. Quoi qu'il en soit dans l'un et l'autre cas, l'adventice présente de nombreuses cellules jeunes, ovales ou fusiformes en voie de segmentation. On voit en outre que dans beaucoup de points ces vaisseaux poussent des *pointes d'accroissement* dirigées vers l'extérieur du nodule. Sur des coupes en série, un peu épaisses (50° de millim.), il est facile de suivre ces pointes d'accroissement. Quelquefois ce sont de simples bourgeons, à protoplasma granuleux avec ou sans noyaux. Souvent, au contraire, ils se présentent de la manière suivante : près du vaisseau d'origine, c'est un petit tube très ténu, tapissé par une membrane endothéliale très nette ; peu à peu la lumière se rétrécit, les noyaux de l'endothélium deviennent de plus en plus espacés ; la lumière du tube disparaît et l'on n'a plus devant soi qu'un prolongement protoplasmique granuleux avec quelques noyaux ovalaires. Ce prolongement se termine en pointe effilée ou quelquefois en massue ; forme déterminée par la présence d'un noyau à l'extrémité du filament. On rencontre de ces pointes d'accroissement anastomosées entre elles.

Mentionnons, en finissant, la présence de vaisseaux relativement considérables, artères et veines dans le tissu conjonctif inter-nodulaire.

OBSERVATION II

Fibromyome interstitiel opéré par M. AUDAIN, chirurgien à Port-au-Prince (Haïti), juillet 1894. (Pl. II, fig. 1, Grossiss., 2 1/2).

Tumeur de la grosseur d'une tête de fœtus.

Sa surface est lisse blanchâtre, sa forme arrondie.

Sa consistance est élastique, mais moins résistante que dans la tumeur précédente.

Elle est enveloppée en partie par une zone peu épaisse d'un tissu lâche à larges mailles, dont les trabécules font adhérer la tumeur au tissu avoisinant.

Un court et large pédicule, où nous trouvons des artères et des veines, la fait adhérer à l'utérus.

A la coupe, le tissu crie peu sous le rasoir.

La surface de section du côté opposé au pédicule (pl. II, fig. 1), nous montre, de la périphérie au centre, une coque mince (1 mill.), un réseau de grandes lacunes, large de plus de 2 centimètres, et enfin la tumeur elle-même avec ses très étroites travées blanchâtres et ses nodules saillants.

Du côté du pédicule on ne voit aucune démarcation entre le fibromyome et l'utérus.

Examen microscopique. — Les trabécules des adhérences sont formées par des faisceaux fibreux et de nombreux faisceaux de fibres musculaires lisses. Les faisceaux fibreux renferment de nombreuses cellules; les fibres lisses ne présentent rien à signaler. Sur les bords des trabécules il n'y a pas d'endothélium ; ce ne sont donc pas des bourses séreuses ; quelques-uns d'entre eux contiennent de petits vaisseaux sanguins.

La coque d'enveloppe est formée par du tissu connectif dense, traversé de très nombreux faisceaux musculaires enchevêtrés, elle renferme dans son épaisseur de nombreux capillaires et petits vaisseaux.

La paroi des grandes lacunes est tapissée par une couche d'endothélium, ce sont donc des lacunes veineuses. Les travées qui limitent ces lacunes sont constituées par des faisceaux de fibres musculaires lisses, séparés les uns des autres par une faible quantité de tissu conjonctif fibrillaire. On y voit quelques rares capillaires. Outre les grosses travées représentées dans notre dessin (pl. II, fig. 1), il en existe d'autres très fines, constituées de la même manière, qui subdivisent les lacunes.

Le très faible grossissement (2 1/2) auquel a été fait notre figure, ne nous a pas permis de les représenter.

Le fibromyome lui-même présente la même structure que nous avons décrite dans la précédente observation. Nous croyons donc inutile de nous répéter. Notons seulement que la proportion du tissu fibreux est moins considérable que dans le premier cas.

De ces deux observations nous pouvons donc retirer les faits suivants :

Le centre du nodule fibromyomateux est occupé par un petit vaisseau sanguin qui émet des pointes d'accroissement. Son adventice contient des cellules jeunes en voie de développement.

Autour de ce vaisseau sont rangés, en tourbillon, les faisceaux de fibres musculaires lisses.

À la périphérie ces fibres disparaissent et sont remplacées par des faisceaux de tissu fibreux disposés d'une manière analogue.

———

DÉVELOPPEMENT

———

Vogel (1) croit que les nouvelles cellules et les nouveaux noyaux naissent d'un exsudat ou cytoblastème, et se développent peu à peu jusqu'à devenir ses fibres-cellules.

Cruveilhier (*loc. cit.*) n'admet pas la formation des corps fibreux par le tissu utérin ; il les regarde comme « des corps organisés parasitaires, vivant d'une vie propre », « se développant dans le tissu cellulaire des organes à la manière des entozoaires (par un blastème, par lymphe plastique, par un dépôt d'éléments fibro-plastiques, peu importe).

Rünge (2) constate la présence de cellules rondes de diverses grosseurs, et leur transition insensible aux fibres-cellules ; mais il ne se prononce pas sur l'origine de ces cellules rondes.

(1) *Jul. Vogel*. Path. anat. des Meusch. Körpers. Leipsig, 1845, p. 156.
(2) *C. Rünge*. Zeitschrift für Wiss. Zoologie, 1849, t. I, p. 72, tab. VI, fig. 24.

Förster (1) se prononce nettement pour la formation du myome par segmentation des cellules musculaires de l'utérus ; il admet cependant que le tissu connectif peut donner aussi naissance à une nouvelle formation.

Coyne (2) voit le développement se faire par la multiplication des cellules musculaires de la périphérie du fibromyome. « On peut voir en effet que le myome, dans un grand nombre de ces cellules, est en voie de segmentation. Quelques-unes contiennent jusqu'à trois et quatre noyaux. En certains points de la superficie, les formations embryonnaires, soit dans la cellule musculaire, soit dans les parties avoisinantes, sont tellement prononcées que les contours des fibres musculaires se trouvent absolument masquées. Ces formations embryonnaires exubérantes, se trouvent le long des vaisseaux capillaires nombreux qui gagnent la superficie de la tumeur. Enfin, vers le centre, les faisceaux de fibro-musculaires lisses s'entrecroisent dans tous les sens. Ils sont volumineux très nets. Les contours des fibres-cellules sont bien accusés et l'on n'y trouve plus aucune altération de ces cellules. Dans cette partie centrale le tissu musculaire est adulte. » Cette tumeur était donc en pleine période d'accroissement.

Par contre nous lisons dans Cornil et Ranvier (*loc. cit.*, t. 1, p. 275) : « On rencontre quelquefois dans le tissu fibreux de la tumeur et le long des faisceaux musculaires des îlots de tissu embryonnaire. Des cellules contractiles

(1) *Förster*. Handbüch der pathologische Anatomie. Leipsig, 1865, t. I, p. 342.

(2) *Coyne*. Dans thèse Sovastopoulo, 1875, Observation I, p. 199.

pourraient naître de là de la même manière que chez l'embryon, par une transformation directe des cellules embryonnaires. Quelques auteurs ont en outre pensé que les cellules musculaires préexistantes en engendrent de nouvelles en se multipliant par division (Forster). *Le tissu des myomes résulte toujours d'une néo-formation de cellules musculaires et non d'une hyperplasie des cellules musculaires préexistantes.* Comme la plupart des cellules fixées dans leur forme, la cellule musculaire ne montre jamais de division de son noyau, ni de segmentation. »

Nous n'avons trouvé nulle part, dans nos tumeurs, de fibres musculaires en segmentation. Aussi adoptons-nous l'opinion de Cornil et Ranvier. Nous dirons à propos du sarcome ce que nous pensons des amas embryonnaires disposés le long des capillaires.

Virchow (*loc. cit.*, p. 303), ne se prononce pas. (p. 316) : « Lorsque le développement d'une tumeur est imminent, quelques-uns de ces faisceaux (musculaires) perdent leur uniformité et se tuméfient dans certains endroits. »

D'après *Klebs* les noyaux myomateux se formeraient autour des gros vaisseaux et chaque tumeur serait constituée par la réunion d'une série de noyaux.

Pour *Kleichenwachter* les fibromyomes se formeraient par l'agglomération et la transformation en cellules fusiformes de cellules rondes, qui se trouvent autour des capillaires en voie d'oblitération.

Nous dirons plus loin à propos du sarcome ce que nous pensons de cette opinion.

Enfin *Pilliet* (1) regarde le fibromyome comme se développant autour des petits vaisseaux par suite de leur prolifération.

Malgré les nombreuses discussions dont elle a été l'objet l'étiologie des fibromyomes de l'utérus est demeuré assez obscure.

Simpson pensait que les myomes étaient un reliquat de la grossesse, qu'une partie de l'utérus hypertrophié ne revenait pas à son volume ordinaire. Cette idée a été nettement renversée par la simple observation de fibromes chez des femmes vierges. Les statistiques semblent au contraire démontrer que ces tumeurs sont relativement plus fréquentes chez les femmes qui n'ont pas eu d'enfants ; elles seraient donc dues à l'inactivité de l'utérus. (*Bayle, Mœckel, Cruveilhier, West, Virchow,* etc.)

D'une manière générale, elles croissent pendant la durée de l'activité sexuelle de la femme et diminuent après la ménopause. La grossesse amène un accroissement rapide du fibromyome, souvent suivi d'un retrait après l'accouchement.

Les myomes provenant des femmes enceintes sont mous, riches en éléments musculaires et en vaisseaux.

La menstruation elle-même parait activer momentanément des myomes.

Nous voyons donc que les fibromyomes participent étroitement à la vie de l'utérus ; qu'une suractivité dans la circulation sanguine de cet organe favorise leur accrois-

(1) *Pilliet.* Une hypothèse sur l'origine des fibromes. Bulletin de la Société anatomique, janvier 1894.

sement; tandis que la diminution de cette circulation amène leur atrophie relative.

Mais quelle est la cause déterminante de la production néoplasique?

Pour *Virchow* (*loc. cit.*, p. 311) c'est un *processus irritatif* (p. 316). « *Le myome provient d'une irritation locale* qui du dehors gagne la tunique musculeuse intéressée. »

Quoi qu'il en soit, voici comment nous comprenons le développement du nodule fibromyomateux et du fibromyome.

Sous une influence inconnue, mais certainement liée à l'activité de la circulation, un capillaire se met à proliférer. Son endothélium reste intact. Mais à sa périphérie, dans l'adventice se forme une zone de cellules embryonnaires, qui, se multipliant et se développant, donnent naissance à une rangée de fibres musculaires lisses dirigées circulairement autour du vaisseau. Les cellules embryonnaires continuant leur multiplication, forment successivement d'autres couches, les plus jeunes repoussant peu à peu les plus âgées vers la périphérie. Si cette production est plus active sur un point du vaisseau, nous aurons de ce côté-là un plus grand nombre de couches musculaires; par conséquent, la direction de l'ensemble des fibres musculaires autour du vaisseau ne sera plus circulaire comme au début, mais présentera le tourbillon plus ou moins irrégulier que nous avons signalé.

En même temps qu'il prolifère, le capillaire émet des pointes d'accroissement autour desquels se produit le même processus et qui donnent naissance à de nouveaux nodules.

Au bout d'un certain temps le capillaire se développe lui-même, acquiert un degré de structure plus élevé ; il s'entoure d'une tunique musculaire propre et devient l'un des petits vaisseaux que nous avons notés au centre de certains nodules.

L'influence irritative ne se borne généralement pas à un seul capillaire ; elle atteint tout un bouquet de capillaires autour desquels se font des groupes de néo-formations. Aussi rencontre-t-on rarement des myomes simples, mais au contraire, presque toujours des myomes composés de nombreux nodules.

Nous n'avons jusqu'à présent en affaire qu'à une tumeur uniquement composée d'éléments musculaires ; comment se développe le tissu fibreux ?

Revenons à notre nodule primitif.

Lorsqu'un grand nombre de couches de cellules musculaires se sont formées autour du capillaire, les couches les plus périphériques, les plus éloignées du vaisseau, ne reçoivent plus le sang en quantité suffisante pour continuer à vivre normalement ; aussi les voit-on disparaître peu à peu et être remplacées par des faisceaux de tissu fibreux.

La même transformation se faisant autour des autres nodules et principalement à la périphérie de la tumeur, nous avons le fibromyome constitué tel que nous l'avons décrit et qu'on le rencontre le plus souvent.

La formation d'une coque fibreuse soit tout autour d'un fibromyome, soit le plus souvent autour d'une partie seulement, isole cette partie du tissu utérin avoisinant ; elle en gêne la circulation ; par son poids, tiraille les faisceaux musculaires et les sépare les uns des autres. Peut-être est-ce ainsi que se forment le réseau de tissu à larges mailles qui entoure certaines tumeurs, et la zone de lacunes veineuses que nous avons décrite (Obs. II).

Le fibromyome est donc pour nous d'origine vasculaire ; il est à l'origine uniquement formé de tissu musculaire, le tissu fibreux n'est formé que postérieurement.

Nous ignorons quelle est sa cause déterminante, mais la suractivité de la circulation active son développement.

Cette théorie nous semble expliquer les faits acquis par l'observation. Elle se trouve vérifiée par l'accroissement considérable que prennent les fibromes dans la grossesse. Dans les faits signalés par Lambert, Cazeaux, Oldhan, Ashwell, ces tumeurs jeunes rapidement accrues, sont de consistance molle, riches en vaisseaux sanguins, et complètement composées de fibres musculaires lisses. Ceci nous amène à rappeler que l' « on ne doit pas juger de l'âge des myomes à leur taille. Ils commencent, sans doute, par être fort petits, mais aussi beaucoup finissent par là. » (*Sevastopoulo, loc. cit.,* p. 39.)

En effet, les fibromyomes peuvent, comme nous le verrons plus loin, être atteints presque à leur début de dégénérescence fibreuse ou calcaire. Ainsi dégénérés, ils restent forcément stationnaires. Un fibromyome est d'autant plus jeune qu'il contient une plus grande proportion de tissu musculaire.

Enfin, en terminant, disons que les productions fibro-myomateuses se distingnent nettement de l'hypertrophie physiologique de la couche musculaire de l'utérus, pendant la grossesse, par deux caractères : 1° par la disposition tourbillonnée des fibres musculaires lisses ; 2° par leurs dimensions qui sont sensiblement les mêmes que dans l'utérus sain : tandis que dans la grossesse les fibres musculaires deviennent « 10 fois plus longues et 5 fois plus larges ». (*Cornil* et *Ranvier*, *loc. cit.*, p. 698.)

DÉGÉNÉRESCENCE FIBREUSE

Jusqu'aux travaux de Robin et de Lebert (1848-1852), les tumeurs dont nous nous occupons étaient regardées comme constituées uniquement par du tissu fibreux plus ou moins dense. A peu près à la même époque, Cruveilhier (1856), décrit les corps fibreux comme formés (*loc. cit.*, p. 670) « par le tissu fibreux le plus dense que l'on connaisse ». Il ne paraît pas attacher grande importance aux découvertes de Robin et de Lebert ; il se contente de les signaler en deux lignes (p. 695). Depuis l'on a reconnu (Virchow, Sevastopoulo, etc.) que le tissu musculaire entrait pour une grande proportion dans la constitution de ces tumeurs.

Nous venons de montrer que pendant la periode d'activité, la proportion de ces deux tissus était très variable ; voici l'observation d'une tumeur presque entièrement fibreuse :

OBSERVATION III

Fibromyome en dégénérescence fibreuse opéré par

M. DELAGENIÈRE (du Mans).

Un fragment de cette tumeur nous a été envoyé par M. Delagenière.

La couleur est hyaline, tirant légèrement sur le jaune ; sa consistance est dure, élastique. Il rappelle très bien l'aspect du cartilage, aussi était-il désigné sous le nom de « fibrome cartilagineux. Nous avons pu pratiquer des coupes sans enrobage et sans action préalable des réactifs durcissants.

Dans la majeure partie de la tumeur, il est impossible de distinguer autre chose que des faisceaux connectifs fibrillaires avec une substance intermédiaire très abondante. De loin en loin, on voit quelques noyaux ou mieux quelques débris de noyaux soit filiformes, soit granuleux, tellement déformés, ratatinés qu'il nous serait difficile de déterminer s'ils sont les restes d'une cellule musculaire, ou d'une cellule conjonctive.

Les vaisseaux ont complètement disparu, on en retrouve quelques traces sous forme de très petites lacunes irrégulièrement aplaties, à demi comblées par une substance amorphe, leurs bords ne laissent pas davantage voir de structure. Mais ces petites lacunes sont le centre du tourbillonnement que l'on peut encore apercevoir dans les faisceaux fibreux et c'est ce qui nous les fait considérer comme le vestige des capillaires.

Dans quelques points à la périphérie de la tumeur on reconnaît facilement la présence de faisceaux de fibres musculaires lisses, mais de fibres musculaires lisses dégénérées. La limite cellulaire est impossible à déterminer, le protoplasma est finement granuleux, la striation longitudinale est disparue ; le noyau est ratatiné, à contours irréguliers, son diamètre est réduit de plus de moitié. Entre ces vestiges de fibres musculaires se trouvent de nombreux faisceaux consécutifs et une substance cémentaire très abondante.

On trouve quelques rares vaisseaux conservant des caractères suffisants pour pouvoir les diagnostiquer. Mais ils sont aplatis, leur lumière est en partie obstruée par une substance hyaline amorphe ; les cellules endothéliales ont disparu en grande partie ; et le capillaire est comme enserré par plusieurs couches de faisceaux connectifs circulaires, où l'on aperçoit les débris de rares cellules musculaires.

Nous devons noter que les faisceaux fibreux conservent l'aspect tourbillonné que nous avons décrit pour les fibres musculaires dans le fibromyome normal.

Nous constatons en outre au milieu des faisceaux fibreux la présence d'une certaine quantité de graisse ; non de grosses gouttes contenues dans des cellules adipeuses, mais au contraire en très fines gouttelettes comme si la graisse avait été émulsionnée.

Nous nous trouvons ici en face d'une tumeur qui mérite bien le nom de corps fibreux. Mais nous avons vu plus haut dans un fibromyome que la proportion du tissu fibreux était très variable. A quel moment peut-on dire qu'un fibromyome est en dégénérescence fibreuse? c'est ce qui nous semble difficile à déterminer. En résumé cette observation nous montre les faits suivants : 1° disparition, oblitération à peu près complète des vaisseaux et des fibres musculaires; 2° formation dans la presque totalité de la tumeur de tissu fibreux ; 3° présence en quelques points de la périphérie de fibres musculaires lisses, et de vaisseaux en mauvais état ; 4° présence de graisse émulsionnée.

On sait qu'après la ménopause les fibromyomes s'arrêtent dans leur accroissement, souvent diminuent et même quelquefois s'atrophient entièrement. Les auteurs qui ont étudié les utérus de vieilles femmes se sont toujours trouvés en présence de tumeurs fibreuses. On sait aussi qu'après l'accouchement les myomes participent à la régression de l'utérus.

Dans les deux cas nous avons une diminution considérable de l'activité de la circulation de l'utérus.

L'induration fibreuse des myomes nous semble alors facile à expliquer. Nous avons déjà vu plus haut (développement) comment une zone fibreuse se formait à la périphérie du nodule myomateux par suite de la diminution de la circulation en ce point. Mais si la circulation générale de la tumeur diminue d'une manière notable, le tissu connectif ne se formera non plus seulement à la périphérie de chaque nodule, mais bien dans toute sa masse ; par son élasticité il comprime, enserre le vaisseau capillaire central, qui s'oblitère, est comblé par la substance cémentaire et finit par disparaître. Le processus s'étend peu à peu à toute la tumeur qui devient un véritable fibrome.

Sans que cette cause générale, la ménopause, intervienne, bien d'autres causes locales peuvent entraver soit la circulation générale de la tumeur, soit celle d'un bouquet vasculaire du fibromyme, soit seulement celle d'un capillaire.

Nous aurons alors, soit les tumeurs fibreuses que l'on trouve avant la ménopause ; soit les fibromyomes dont une partie seulement est en dégénérescence fibreuse, soit enfin un seul nodule fibreux, au milieu d'une tumeur normale.

Nous en citerons plusieurs exemples dans les observations que nous donnons plus loin.

On nous objectera que certains fibromyomes continuent à croître après la ménopause. Mais *Gusserow* (*loc. cit.*, p. 21) en donne la raison : dans ces cas là-la tumeur tire ses principaux moyens de nutrition, ses vaisseaux, non pas de l'appareil génital, mais des organes voisins au moyen d'adhérences secondaires. La présence de vaisseaux, souvent assez volumineux dans les adhérences secondaires des fibromyomes, a été maintes fois observée par les chirurgiens.

DÉGÉNÉRESCENCE GRAISSEUSE

Nous avons noté dans l'observation précédente la présence d'une certaine quantité de graisse. Mais cette graisse
se présentait en gouttelettes excessivement fines, répandues un peu partout. Comme c'est la seule tumeur où nous
ayons trouvé de la graisse, nous ne pouvons nous faire
une opinion sur son mode de formation ; nous ne pouvons savoir si cette régression graisseuse se fait dans le
tissu musculaire ou dans le tissu fibreux. Nous nous con-
tenterons de rappeler très brièvement ce qui a été dit à
ce sujet.

La formation de tissu fibreux et la contraction de ce tissu
explique déjà la diminution de volume que l'on a observée
dans certains fibromyomes ; mais la régression graisseuse
du tissu fibreux et du tissu musculaire et la résorbtion
consécutive de la graisse ainsi formée expliquerait bien
mieux les cas où, après avoir constaté pendant la vie des
tumeurs considérables, on n'en retrouve quelques années
après à l'autopsie que des vestiges insignifiants. (*Prie-*

ger (1), *Bartels* (2), *Graily Hewith* (3), *Clarke* (4), *Simpson* (5), *Ashwell* (*loc. cit.*, p. 34) (6), *Cruveilhier loc. cit.*, p. 672, etc.) Malheureusement au point de vue anatomique ces cas n'ont pas été constatés avec précision. La dégénérescence graisseuse des fibromyomes a été souvent constatée. Mais on n'est pas fixé sur sa fréquence. *Martin* (7) la signale 7 fois sur 205 cas.

Virchow se demande (*loc. cit.*, p. 375) « si une tumeur de ce genre peut subir une régression complète ». On a prétendu que des guérisons analogues auraient été obtenues par les eaux de Kreuznach et de Krankenheil, ou par l'usage du brome et de l'iode. Mais il regarde la guérison complète comme très invraisemblable. « Je la révoquerai en doute aussi longtemps que la démonstration directe ne m'aura pas convaincu. » On peut citer à l'appui de l'opinion de Virchow le cas de Martin qui trouva, six semaines après l'accouchement, un fibromyome complètement transformé en une bouillie graisseuse mais sans diminuto n du volume constaté pendant la gestation.

D'après *Klob* (*loc cit.*, p. 161) la dégénérescence grais-

<hr>

(1) *Prieger*. Monatschrifth für Geburst L. und Fraüenkrankl, IIIe livre, 1853.

(2) *Bartels*. Verbandb. der Gesellsch. für Geburtsh. in Berlin, 1852, VIe livre, p. 1.

(3) *Graily Hewitt*. London, Path. Transact., vol. XI, p. 173.

(4) *John Clarke*. Transact. of a Society for the improvement of med. and chir. Knowledge, 1812, vol. III, p. 303.

(5) *Simpson*. Obstetric. Memoirs, vol. I, p. 115.

(6) *Edw. Rigby*. On the constitutional treatment of female diseases. London, 1857, p. 189.

(7) *Martin*. Centr. für Gyn., 1888, n° 24, p. 389.

c.   7 seuse se fait surtout dans les éléments musculaires qui deviennent semblables à des cellules de granulations graisseuses (Fettkörnchenzellen). Les cellules du tissu connectif subissent une métamorphose analogue. (Die zellen des Bindegewebe unterliegen einer analoguen Metamorphose.)

Virchow (*loc. cit.*, p. 364) reconnaît aussi que « ce n'est pas seulement le tissu musculaire, mais encore le tissu connectif qui subissent la métamorphose graisseuse. On trouve quelquefois des portions entières de la tumeur remplies de corpuscules granuleux ». Il pense (p. 375) que si la dégénérescence graisseuse ne peut pas amener la disparition de la tumeur; l'envahissement par la graisse de l'élément actif : le muscle, produit un arrêt complet dans son accroissement.

On doit rapprocher des corpuscules granuleux signalés par Virchow, le fait suivant cité par *Klob* (*loc. cit.*, p. 161). « Neben der Verfettung findet man sehr häufig eine nich unbeträchtliche Ablagerung von feinkörniger braünlichgelber Molecular masse und von körnigen Kalksalzen » (1).

Ceci semble montrer la coexistence des dégénérescences calcaire et graisseuse.

Il ne nous a pas été donné d'étudier de fibromyomes, ni pendant la grossesse, ni après l'accouchement. Les observations que nous avons lues, ne nous ont pas donné

____

(1) « A côté de la formation graisseuse on trouve très fréquemment un dépôt notable d'une masse moléculaire finement granuleuse et de granulations de sels calcaires. » (Traduction de l'auteur.)

beaucoup de renseignements; nous croyons cependant que le fibromyome doit subir des modifications analogues à celles de l'utérus. Hypertrophie et hyperplasie des fibres musculaires pendant la gestation; et après l'accouchement, retour des fibres hypertrophiées au volume primitif et destruction d'une partie d'entre elles, par dégénérescence graisseuse. (Cornil et Ranvier, t. II, (p. 698 et 899). Le fibromyome, considérablement accru pendant la grossesse, reviendrait ainsi après la délivrance à son volume primitif, pourrait même diminuer, rester ainsi ou reprendre plus tard son activité.

DÉGÉNÉRESCENCE CALCAIRE

La dégénérescence calcaire est la forme sous laquelle les fibromyomes de l'utérus ont été le plus anciennement connus. (*Voir historique*). Mais sous le nom de *calculs* ou de *pierres de la matrice*, on les décrivait comme des formations bien différentes des corps fibreux. Récemment une description analogue en a été faite (*Avieta, Condura*) (1). *Bichat, Baillie* (*loc. cit.*, p. 219), *Roux, Mœckel* (*loc. cit.*, t. II., p. 240), *Bayle*, montrent que les prétendus os et calculs se forment d'abord dans le tissu utérin et ne deviennent libres que plus tard.

Pour *Virchow* (*loc. cit.*, p. 377), la crétification est une suite très fréquente de l'induration fibreuse des myomes utérins, p. 381. Les petits myomes intra-pariétaux de la grandeur d'une noisette ou d'une noix sont les plus sujets à la crétification. La crétification commence le plus souvent par les parties médianes ou intérieures de la tumeur. La crétification périphérique sous forme de coque est très rare.

(1) *Avieta, Condura*. El. Sigl. Medic., 9 août 1874.

Pour *Cornil* et *Ranvier* (*locc. cit.*, p. 275), « la transformation calcaire commence au centre des lobules. Il y
a tantôt seulement infiltration calcaire de la substance
unissante, tantôt pétrification complète de cette substance
et des éléments musculaires au centre des lobules ou
dans toute la masse.

Pour *Sevastopoulo* (*loc. cit.*, p. 28), l'infiltration calcaire succède d'ordinaire à l'induration fibreuse. Virchow
a montré qu'en décalcifiant ces fibromes calcaires on
pouvait retrouver des fibres musculaires. *Hénocque* (1) a
vérifié la persistance de ces fibres en 1873, sur une pierre
utérine recueillie par Amusat en 1829.

OBSERVATION IV

Petit fiybromyome sous-péritonéal calcifié (5 millimètres de
diamètre), provenant d'une autopsie du service de M. Lancereaux, à la Pitié, 1888 (planche II, fig. 2).

Tissu utérin normal, mais avec quelques points de dégénérescence fibreuse.

Péritoine normal.

Le fibromyome forme une saillie arrondie à la surface de
l'utérus. Il est en partie séparé du tissu utérin par une assez
grande lacune. Les bords de cette lacune, autant du côté de
l'utérus que de celui du fibrome, sont formés de fibres musculaires ou de tissu connectif; les deux trabécules qui la tra-
versent ont la même constitution; nulle part on ne peut trouver
d'endothélium.

La dégénérescence calcaire est plus ou moins avancée sui-

(1) *Hénocque*. Archives de physiologie, 1875.

vant les nodules; mais nulle part on ne trouve le capillaire central; il a complètement disparu.

Autour du centre, se trouve une zone circulaire plus ou moins granuleuse, où l'on ne peut reconnaître aucun élément figuré. Au fur et à mesure que l'on s'approche de la périphérie, on voit apparaître d'abord des vestiges de noyaux, puis des noyaux bien nets; enfin des cellules musculaires normales.

Dans le nodule qui forme le milieu du fibromyome et qui est complétement calcifié, on aperçoit, mais avec difficulté, des vestiges de noyaux en bâtonnets qui gardent la disposition en tourbillon du myome primitif.

OBSERVATION V

Fibrome utérin calcifié, provenant d'une autopsie faite dans le service de M. LANCEREAUX, à la Pitié, 1888.

Nulle part on ne trouve de vaisseaux.

La plupart des nodules sont atteints de dégénérescence fibreuse.

Dans les nodules calcaires, le centre est formé par une substance amorphe, avec de très fines granulations calcaires; ce n'est qu'à la périphérie que l'on peut reconnaître les faisceaux fibrillaires du tissu connectif.

De très gros grains calcaires, réfringeants, sont répandus çà et là vers le centre des nodules.

Nous remarquons dans ces deux observations : 1° la disparition des vaisseaux; 2° l'extension de la calcification du centre à la périphérie des nodules.

Nous croyons donc que de même que l'induration fibreuse, la dégénérescence calcaire est due à un défaut, à

un arrêt de la circulation. En effet le capillaire central du
nodule est toujours disparu ; c'est autour de lui que se
font les premiers dépôts calcaires, qui de là s'étendent
peu à peu vers la périphérie. Dans notre première observation ces dépôts calcaires se font au milieu de fibres
musculaires ; dans la seconde, au milieu de tissu fibreux.
Nous pensons donc que la crétification d'un fibromyome
n'est pas nécessairement précédée par l'induration
fibreuse.

Rappelons les vestiges de noyaux de fibres musculaires
lisses que nous avons notés dans le nodule entièrement
calcaire de la première observation.

Cette constatation concorde avec les faits de Virchow et
de Hénocque ; et paraît bien montrer que les fibres musculaires sont simplement infiltrées mais non détruites par
le processus calcaire.

DÉGÉNÉRESCENCE CARTILAGINEUSE

Bidder (1), frappé de l'homogénéité de la substance inter-cellulaire de certains fibromyomes atteints d'une manière presque complète de dégénérescence fibreuse, les a comparés au cartilage.

Cruveilhier (2) en note plusieurs exemples, mais reconnaît que « ces corps sont formés par du tissu fibreux autrement condensé ».

Nous-même avons reçu, sous le nom de fibrome cartilagineux, une tumeur de cette nature.

Mais l'analogie se borne à l'aspect général, nous n'avons pas observé et nous ne croyons pas que l'on ait signalé dans les fibromes de l'utérus la présence de cellules cartilagineuses.

(1) *Bidder*. Cité par *Walter*. Ueber fibrose Korper der Gebarmutter. Dorpat; 1852, p. 39.

(2) *Cruveilhier*. Anatomie pathologique, 1856, t. III, p. 689.

DÉGÉNÉRESCENCE OSSEUSE

Les anciens auteurs croyaient l'ossification assez fréquente. Ils interprétaient mal ce que les recherches plus récentes ont fait reconnaître pour être de la dégénérescence calcaire, de la crétification.

Quelques très rares cas d'ossification véritable ont cependant été décrits par *Ascher, Henle, Wedl* (1), *Bidder* (2), *Freund* (3) et *von Krauss* (4).

A cause de la rareté de ces observations, nous croyons devoir reproduire la très courte description histologique (?) que von Krauss donne de son « Osteoïd piriforme de la matrice terminé en bas par une masse cartilagineuse », sur laquelle il ne donne aucun détail : « Durchsägt zeigte « das Osteoid eine bald dichtere, bald poröse Knochen « textur und in seiner Mitte ein längliche, fast Wallnus-

---

(1) *Wedl.* Grundzüge der path. Histologie, p. 609, fig. 138, a. b.

(2) *Bidder* dans *Walter.* Loc. cit., p. 40.

(3) *Freund.* Beitrage zur Gynécologie, t. III, p. 152.

(4) *Von Krauss.* Osteoïd der Gebarmutter. Wurttemb. Corresp., 1850, p. 1.

« grosse Höhle mit raühen Wandüngen und einzelnen
« ausgespannten Knochen 'fäden » (1).

Cette courte description nous semble bien loin de
démontrer l'existence de formations osseuses dans les
fibromyomes utérins ; elle pourrait très bien s'appliquer
à deux pièces cataloguées au Musée Dupuytren sous les
numéros 609 et 610, et qui sont sûrement des productions
calcaires, crétacées comme les désignent les étiquettes.
La première a été offerte par Cruveilhier en 1844 ; la
seconde par Sandraz aussi en 1844. La première surtout
présente cette structure d'apparence osseuse, tantôt plus
dense, tantôt poreuse ; les cavités n'y manquent pas ; les
parois de ces cavités sont hérissées et l'on y voit plus d'un
filament étendu en travers.

Pour notre propre compte, nous n'avons jamais rencontré dans nos coupes de formations osseuses, pas plus
que de formations cartilagineuses. Nous admettons, cependant, volontiers la possibilité de leur existence. La présence de ces formations est démontrée dans les tumeurs
du testicule ; nous-même en avons rencontré. Pourquoi
ne les trouvait-on pas dans les tumeurs de l'utérus ?

(1) « L'ostéoïde coupé à la scie montrait une structure osseuse tantôt
plus dense, tantôt poreuse, et dans son milieu une cavité oblongue
presque de la grosseur d'une noix avec des parois hérissées et des fila-
ments osseux isolés étendus en travers. » (Traduction de l'auteur.)

DÉGÉNÉRESCENCE CARCINOMATEUSE

Les anciens auteurs, puis *Morgagni* (*loc. cit.*), *Van Swieten*, *Wenzel* (1), *Valentin* (2), etc., admettaient le cancer comme période ultime de l'induration fibreuse. *Baylc* (*loc. cit.*, p. 288) différencie nettement le cancer, du corps fibreux. *Dupuytren* (*loc. cit.*) semble admettre la dégénérescence carcinomateuse pour les tumeurs molles et surtout pour les polypes. Mais *Robert Lee* (3), *Safford Lee* (4), *Walter* (*loc. cit.*, p. 61) et la plupart des auteurs de cette époque se prononcent contre l'existence d'une telle dégénérescence.

Cruveilhier (5) surtout, à l'Académie de médecine en 1844, puis dans son *Traité d'Anatomie Pathologique*

(1) *Wenzel.* Ueber die Krankleinten des uterus. Mainz, 1816, p . 89 et 120.

(2) *Valentin.* Repertorium fur Anatomie und Physiologie, 1837, t. II, p. 275.

(3) *Robert Lee.* Medic. Chir. Transact., vol. XIX, p. 114.

(4) *Ch. Stafford Lee.* Von den Geschwülsten der Gebarmütter und der übrigen Weibliehe Geschlecht. Berlin, 1847, p. 14.

(5) *Cruveilhier.* Bulletin de l'Académie de médecine, 1844, t. IX, p. 841.

(t. III, p. 661 et 693) s'élève avec force contre la possibilité de la dégénérescence cancéreuse des corps fibreux. « Les corps fibreux utérins peuvent-ils devenir cancéreux, dit-il (p. 693). Non, mille fois non : à ce point que lors même que l'utérus tout entier subirait la dégénération cancéreuse, le corps fibreux resterait inaltérable. Ainsi j'ai trouvé dans l'épaisseur de l'utérus une tumeur fibreuse qui était entourée de toutes parts par un tissu encéphaloïde ramolli. Cette tumeur qui n'avait nullement participé à l'altération cancéreuse, était en grande partie énuclée. »

Pour *Broca* (*loc. cit.*, p. 268): « Les hystéromes ne sont pas susceptibles de dégénérer en cancer.

Virchow (*loc. cit.*) reconnaît que (p. 316) « le myome est une formation nouvelle relativement inoffensive qui n'a rien de malin dans sa nature » et qu'il (p. 315) « n'a aucune disposition essentielle à la dégénérescence cancéreuse ». Il est cependant bien loin de souscrire à l'opinion de Cruveilhier. « Il n'est pas douteux pour moi, dit-il (p. 314) qu'un myome existant puisse dégénérer pourvu qu'il se développe dans son tissu des éléments hétérologues ; le fait le plus fréquent est la dégénérescence carcinomateuse ou cancroïde des myomes de l'utérus. » Il cite (p. 315) « des polypes myomateux d'une dimension considérable, présentant une infiltration cancéreuse partielle ; alors qu'il existait en même temps du cancer dans le col. »

Klob (*loc. cit.*, p. 163) décrit une pièce du Musée de Salzburg (1862) dans laquelle un cancer médullaire, (Medullarkrebs) s'est développé dans un fibroïde de la grosseur d'une tête d'enfant, sans qu'il existât de cancer dans l'utérus.

Glœser et *Cœ* (1) citent chacun un fait analogue.

Rœhrig trouve 24 cas de dégénérescence cancéreuse sur 570 cas de fibromyome.

Cornil et *Ranvier* (*loc cit* , p. 726) ont vu une fois dans un carcinome péritonéal, deux myomes très volumineux attenant à l'utérus, infiltrés d'un tissu carcinomateux disposé sous forme de manchons autour des vaisseaux (*Société Anatomique*, juillet 1895, pièce présentée par M. Boissier).

Pour *Siredey* et *Danlos* (2). « Il n'existe à la vérité aucun fait de transformation de fibrome en cancer, mais on a vu parfois la dégénérescence cancéreuse de l'utérus entamer par propagation de voisinage un fibrome préexistant.

Pour notre compte personnel, nous n'avons trouvé dans les tumeurs que nous avons examinées aucune trace de cancer. Nous ne connaissons pas d'observation positive d'un fibromyome, dégénérant en cancer épithélial.

Si l'on reconnaît comme exacte la loi de Müller, il faudrait admettre que le fibromyome renfermait des *éléments hétérologues* (Virchow), une inclusion fœtale ; ce qui nous paraît difficile dans une tumeur, dans une formation nouvelle.

Mais d'autre part le cancer et le fibrome sont deux affections assez fréquentes de l'utérus. La coïncidence des

______

(1) *Coe*. Cent. für gyn., p. 684, 1891.

(2) *Siredey* et *Danlos*. Art. utérus dans le dictionnaire de médecine et de chirurgie en 40 vol., t. XXXVII, p. 688, 1888.

deux affections a été observée plus d'une fois. Par conséquent nous croyons, contrairement à l'opinion de Cruveilhier que le cancer peut envahir le fibromyome coexis-
tant, aussi bien qu'il envahit le tissu utérin ou le tissu
conjonctif dans d'autres régions.

Nous croyons donc que l'on peut admettre d'une part
la possibilité d'un développement d'un cancer dans un
fibromyome (cas de Klob), et d'autre part, l'infiltration
d'un fibromyome par un cancer ayant son point d'origine
sur l'utérus.

DEGÉNÉRESCENCE MYXOMATEUSE

Cruveilhier (*loc. cit.*, t. III, p. 659) a décrit sous le nom de *géodes* des cavités formées au centre des fibromes ; cavités de formes irrégulières sans parois propres, remplies d'un liquide généralement séreux, quelquefois plus ou moins coloré.

Virchow (*loc. cit.*, p. 783) reconnaît que ce liquide contient souvent de la mucine et que le tissu ambiant renferme des cellules arrondies ayant la forme et le volume des corpuscules muqueux ; c'est un myxomyome.

Pilliet (1) donne une bonne description de la dégénérescence myxomateuse et explique son origine. Nous reproduisons le résumé de son observation.

OBSERVATION VI

Corps fibreux du col de l'utérus, opéré par M. Tillaux, à la Charité, en mai 1894.

Examen histologique, par A. H. Pilliet. — La dégénéres-

(1) *Auvray* et *Pilliet*. Corps fibreux du col de l'utérus. Bulletins de la Société anatomique, juillet 1894, p. 504.

cence myxomateuse est une des plus fréquentes, et sur les
pièces que nous soumettons à l'examen de la Société, on peut
l'observer à son début. Le fait n'est pas sans importance, car
toutes les diverses modifications évolutives des fibromyomes
ont sans doute un point de départ commun ; il est donc utile de
préciser ce point de départ pour l'une d'entre elles, ce sera
peut-être mettre sur la voie pour les autres.

Il s'agit d'un fibromyome du col utérin, dont l'observation
clinique a été présentée à la Société anatomique par M. Auvray,
interne du service de clinique chirurgicale de la Charité. La
tumeur paraissait blanche, ferme, lobulée, ayant tous les caractères objectifs du fibrome. Elle paraissait pourtant un peu
œdémateuse sur les surfaces de section bien nettes, pratiquées
au rasoir.

Les coupes faites après durcissement par l'alcool absolu et
colorées soit au carmin d'alun, soit à l'hématoxyline éosinée,
ont montré que la tumeur était principalement constituée par
des fibres musculaires lisses hypertrophiées, et par un réseau
abondant de capillaires dont la plupart ont les gaines adventices
bourrées de cellules rondes qui sont assez nombreuses pour
former par places de petits nodules miliaires. Les caractères
des capillaires des fibromes ont été déjà mentionnés par moi
dans une précédente communication.

Mais la lésion la plus curieuse s'observe sur des vaisseaux
groupés en bouquets et présentant tous les stades de la transformation myxomateuse. Elle débute dans leur paroi même,
qui se clive et se décompose en grandes lamelles conjonctives
contenant des cellules plates, largement étoilées. La lumière du
vaisseau persiste un certain temps, puis elle disparaît ; la paroi
est détruite et remplacée par une cavité remplie de liquide et
encore plus ou moins complètement cloisonnée. Le processus
de transformation en tissu muqueux s'étend pendant ce temps
à la périphérie de l'espace qu'occupait le vaisseau ; ainsi se
trouvent constituées des taches de myxome, très rapprochées

les unes des autres et transformant la tumeur en une véritable éponge ; car ce processus s'étendait à toute la masse du fibrome qui était très volumineux.

Ce mode de début de la transformation muqueuse d'un tissu par ses vaisseaux nous permet de comprendre la production des larges taches de myxome, de dégénérescence colloïde, des cavités et lacunes si fréquentes dans les fibromes, et dont on ne peut en général saisir le point de départ à cause de l'étendue même de la dégénérescence.

OBSERVATION VII

Fibromyome opéré par M. DELAGENIÈRE, du Mans.

Le petit morceau de tumeur qui nous a été envoyé est de consistance molle, creusé de petites cavités.

Le tissu fibreux est rare. La plupart des fibres musculaires sont œdématiées. Les capillaires, très nombreux, présentent les mêmes lésions que celles qui ont été décrites dans l'observation précédente.

OBSERVATION VIII

Fibromyome myxomateux de l'utérus, opéré par M. le professeur TILLAUX. Présenté à la Société anatomique par M. BOUGLÉ, décembre 1894.

Le moulage de cette pièce est au musée Dupuytren. Notre planche VI la représente réduite des deux tiers. Poids, 5 kil. 700 gr. L'accroissement de cette grosse tumeur fut très rapide ; son volume doubla en deux mois. Au moment de l'opération elle remontait jusqu'au diaphragme. Elle avait été diagnostiqué comme kyste multiloculaire de l'ovaire.

La teinte est rosée, sa forme très irrégulière, avec des bosselures, des saillies. Sa consistance est molle, fluctuante.

En le coupant et en l'ouvrant en deux, comme le représente
notre figure, on voit que la tumeur est creusée d'un grand
nombre de cavités dont quelques-unes assez grandes remplies
d'un liquide brunâtre.

Ces cavités de formes très irrégulières, sont traversées par
des trabécules et circonscrivent des nodules plus ou moins
gros.

Sur une coupe faite à travers un de ces nodules, on voit que
les trabécules sont formés de tissu connectif et de fibres musculaires œdématiées, on y voit des vaisseaux sanguins, très
dilatés, à parois minces, comme prêtes à se rompre.

Les bords du nodule sont formés par du tissu fibreux
dense, ou par un feutrage très serré de fibres musculaires.
C'est certainement ce qui leur a permis de rester à l'abri de la
dégénérescence. Nulle part on ne trouve d'endothélium sur
cette paroi.

Les fibres musculaires sont hypertrophiées, noyées dans une
substance intermédiaire hyaline excessivement abondante.

Les vaisseaux relativement peu nombreux, ne présentent pas
le clivage que nous avons trouvé dans les deux observations
précédentes.

Nous sommes donc en présence d'un fibromyome
envahi par la dégénérescence muqueuse, qui par fonte en
beaucoup de points des éléments préexistants a transformé
la tumeur en une véritable éponge.

OBSERVATION IX

Fibromyome opéré par M. le professeur TILLAUX,
18 juin 1894.

Tumeur de la grosseur d'une tête d'adulte.

Surface lisse, blanchâtre; consistance molle; ne crie pas à la coupe. A peu près l'aspect d'un fibromyome normal.

Vers le centre, une zone de 3 à 4 centimètres remplie de petites cavités.

1re *série de coupes* près de la périphérie.

Certains nodules fibromyomateux, à un faible grossissement, paraissent normaux; mais à un plus fort grossissement, on voit les fibres musculaires œdématiées et une abondante substance unissante hyaline. Les vaisseaux assez rares ne présent rien à signaler.

Entre ces nodules sont répandues de larges traînées de myxome pur à cellules étoilées, très ramifiées, séparées par une grande quantité de substance fondamentale muqueuse creusés de nombreuses petites cavités. Les vaisseaux très abondants, sont presque tous cloisonnés ou oblitérés. Leurs parois sont clivées en lamelles conjonctives contenant des cellules étoilées, en rapport avec celles du tissu muqueux environnant.

Deux autres séries de coupes faites près de la périphérie présentent le même aspect.

2e *série de coupes* dans le *centre de la tumeur.*

Même aspect que dans la première série; les petites lacunes que nous avons signalées dans le tissu muqueux deviennent plus nombreuses et plus grandes.

3e *série de coupes pratiquées dans la zone centrale à petites cavités.*

Lacunes analogues à celles décrites dans l'observation VIII, mais beaucoup moins grandes. Elles sont entourées par des faisceaux de fibres musculaires œdématiées. Vaisseaux rares. *On ne trouve aucune trace de tissu muqueux.*

Nous voyons donc que la dégénérescence myxomateuse débute par la paroi des vaisseaux qui se clive, se décompose en grandes lamelles conjonctives, contenant des cellules plates largement étoilées ; ces cellules donnent naissance à un tissu muqueux qui peu à peu se creuse de petites cavités, se fond pour ainsi dire et forme par sa disparition les grandes lacunes observées dans ce genre de dégénérescence.

La lumière des vaisseaux est cloisonnée ou disparue. Cette destruction d'une partie des vaisseaux explique les hémorrhagies que l'on observe si fréquemment.

TRANSFORMATION SARCOMATEUSE

Les anciens auteurs et plus récemment *Wenzel (loc. cit.*, 1816), *Valentin (loc. cit.*, 1837), pensaient que les tumeurs fibreuses de l'utérus pouvaient subir la dégénérescence sarcomateuse.

Robert Lee (loc. cit.), *Safford Lee (loc. cit,*, 1849), *Walter (loc. cit.)*, *Cruveilhier (loc. cit.*, 1844 et 1856), et autres auteurs de la même époque, se prononcent nettement contre la possibilité d'une telle dégénérescence.

Rokitansky (1), au contraire, admet que les combinaisons du sarcome avec le fibroïde de l'utérus sont assez fréquentes.

Virchow (loc. cit,, p. 314) partage l'avis de Rokitansky : « J'ai également rencontré assez souvent des transformations sarcomateuses, surtout dans la forme du sarcome à cellules fusiformes et à cellules rondes avec substance inter-cellulaire fibreuse ou muqueuse »

Depuis *Künert* et *Schrœder* soutinrent la même opinion.

(1) *Rokitansky*. Lerbuch. der Path. anat., t. III, 1861, p. 485.

Alban Doran (1) constate la transformation sarcomateuse dans 6 cas sur 205 fibromyomes.

D'après *Delbet* (*loc. cit.*, p. 424), *Kurz* a vu une tumeur de l'utérus, ainsi transformée, se généraliser dans le poumon.

Dans un mémoire récent, *Laurent* (2) admet encore la simple coexistence du fibromyome et du sarcome : « On peut rencontrer des nodules en partie fibromateux, en partie sarcomateux, sans que les éléments histologiques des deux tumeurs se confondent. »

Pour *Virchow* (*loc. cit.*, p. 392), la dégénérescence sarcomateuse débute « par la prolifération dans certains endroits, de la substance inter-cellulaire. Les cellules augmentent par scission ; les cellules rondes augmentent de plus en plus ; au commencement elles sont petites, plus tard elles grossissent et renferment des noyaux considérables comme de gros corpuscules muqueux, tandis que la substance inter-cellulaire devient plus lâche et plus molle. Tandis que les interstices s'élargissent, le tissu musculaire disparaît complètement dans beaucoup d'endroits ; dans d'autres, il persiste et devient même plus abondant. »

Hégar, Léopold, Chrobach, Witridge, Gusserow, Ritter, se rangent à l'opinion de Virchow.

Kleinschmidt décrit de longues cellules fusiformes disposées parallèlement aux vaisseaux sanguins.

Von Kalden décrit des cellules analogues disposées

(1) *Alban Doran.* Trans. of the path. Soc. of London, mai 1890.

(2) *Laurent.* Fibromyomes et sarcomes utérins. (La Clinique de Bruxelles.) Archives de Tocologie et de Gynécologie, janvier 1895, p. 69.

concentriquement aux vaisseaux et formant de petites tumeurs confluentes.

Cornil et *Ranvier* (*loc. cit.*, t. I, p. 118), en étudiant le sarcome d'une manière générale, notent que les vaisseaux sont en rapport direct avec les cellules sarcomateuses. « La lumière des vaisseaux coupés en travers est limitée par des cellules arrondies et fusiformes, mais rarement on découvre les parois propres de ces vaisseaux. »

Pilliet dans son *Etude sur le sarcome* et dans ses communications à la Société anatomique (janvier, juillet et octobre 1894), et, avec nous, à la Société de biologie (octobre 1894), affirme nettement l'origine vasculaire des formations sarcomateuses.

OBSERVATION X

Fibromyome utérin sous-péritonéal, provenant d'une autopsie faite à la Pitié, dans le service de M. LANCEREAUX, en 1888. Péritoine normal.

Disposition en tourbillon des fibres musculaires et des faisceaux fibreux. Ce dernier tissu est relativement abondant; il est formé de faisceaux de fibrilles peu serré, avec de nombreuses cellules conjonctives.

Les fibres musculaires sont légèrement hypertrophiées surtout dans le sens transversal. Mais en somme, toute cette tumeur présente l'aspect du fibromyome normal excepté dans la structure des vaisseaux.

Ceux-ci nous frappent tout d'abord par leur nombre considérable. De tous côtés les capillaires poussent des pointes d'accroissement aussi bien dans les nodules que dans le tissu connectif inter-nodulaire. Sur une section transversale on voit en certains points l'endothélium des vaisseaux et des capillaires se soulever, former des cellules arrondies, au lieu des cellules plates de l'endothélium normal. En même temps on voit dans l'adventice des cellules rondes à gros noyau à protoplasma peu abondant.

Sur les sections longitudinales des capillaires et de leurs pointes d'accroissement, on retrouve les mêmes cellules soit disposées en manchon autour du petit vaisseau, soit au contraire formant de petits amas très restreints.

Ces formations sarcomateuses sont absolument limitées aux vaisseaux; on n'en trouve nulle part ailleurs dans la tumeur. Beaucoup de cellules sont en voie de division.

Nous sommes donc en présence d'une formation sarcomateuse tout à fait au début.

OBSERVATION XI

Fibromyome utérin, opéré à Lariboisière, par M. Poirier, en 1893.

Ce fibromyome de petit volume est récent, en pleine activité ; les fibres musculaires sont très abondantes, le tissu fibreux est au contraire relativement rare.

Disposition ordinaire des fibres en tourbillon, vaisseaux, capillaires et pointes d'accroissement encore plus nombreux que dans l'observation précédente. Sur coupe transversale l'endothélium plat des capillaires est remplacé en beaucoup de points par des cellules arrondies à gros noyaux ; formant

deux et même trois couches superposées en certains endroits.
Le pourtour du vaisseau est bourré de ces mêmes cellules, mé-
langées à un certain nombre de cellules fusiformes. Elles ont
un gros noyau et peu de protoplasma; elles sont séparées les
unes des autres par une substance intermédiaire hyaline et
très peu abondante.

Sur coupe longitudinale on voit ces deux sortes de cellules
disposées autour des vaisseaux, soit en manchon continu, soit
au contraire en amas irréguliers plus ou moins étendus.

Aussi bien sur les vaisseaux coupés longitudinalement que
sur ceux coupés transversalement, on voit que les cellules sarcomateuses ne restent pas limitées aux parois des vaisseaux,
mais commencent à gagner l'interstice des fibres musculaires.

Beaucoup de cellules sarcomateuses sont en voie de
division.

Nous sommes donc ici en présence d'une formation
sarcomateuse plus avancée que celle de la précédente
observation.

OBSERVATION XII

Fibromyome interstitiel opéré par M. le docteur THIERY, chef
de clinique de M. le professeur TILLAUX à la Charité,
19 juillet 1894.

(Nos coupes ont porté sur dix pièces prises en divers points
de la tumeur.)

Tumeur de la grosseur d'une tête d'adulte, consistance élastique. Crie à la coupe et montre de nombreux nodules saillants,
en somme aspect général du fibromyome normal.

1re *série de coupes à la périphérie.* — Enveloppe fibreuse
mince à deux couches.

Tissu fibreux excessivement rare.

Nodules myomateux ordinaires.

Nombreux capillaires et pointes d'accroissement.

Sarcome globo-cellulaire limité aux vaisseaux.

2ᵉ série de coupes près de la périphérie. — Tissu fibreux rare. On y voit un vaisseau flexueux bourré de cellules sarcomateuses.

Nodules myomateux presque tous coupés dans le sens longitudinal des fibres musculaires. Ces fibres sont légèrement hypertrophiées. Elles sont comme dissociées par une substance hyaline amorphe avec quelques petites stries. Dans cette substance se glissent de nombreux capillaires et pointes d'accroissement à endothélium sarcomateux. En beaucoup d'endroits on voit, entre les fibres musculaires, des amas de cellules sarcomateuses libres. Ce sont des cellules rondes.

3ᵉ série de coupes près de la périphérie.

Tissu fibreux très rare.

Même aspect que dans la série précédente. Nombreux vaisseaux au centre de l'une des coupes du milieu de la série, on voit le capillaire flexueux chargé de cellules sarcomateuses représenté dans la fig. 5, pl. V.

4ᵉ série de coupes à la périphérie. — Coque fibreuse avec petites lacunes veineuses.

Tissu fibreux très rare.

Capillaires sarcomateux très nombreux.

La substance hyaline que nous avions décrite plus haut est ici beaucoup plus abondante ; elle présente ici un aspect réticulé, avec de nombreuses granulations de taille et de formes très irrégulières.

Le protoplasma des cellules musculaires a perdu son homogénéité ; l'éosine le colore énergiquement, et le montre comme désagrégé en fibrilles ondulées transversales. Les limites cellulaires se perdent dans le réticulum de la substance intermédiaire. Les noyaux sont granuleux, désagrégés, à contours très irréguliers. De nombreuses petites cellules sarcomateuses sont répandues un peu partout.

5° série de coupes près de la périphérie. — Même état des fibres musculaires que dans la série précédente. On voit le capillaire représenté par la figure 4, planche V. En le suivant sur des coupes en série, on constate qu'il est complètement oblitéré par les productions sarcomateuses. Au point où nous le représentons, il est accompagné de deux faisceaux de fibres musculaires infiltrées de sarcome, mais ayant tout de même conservé à peu près leur structure ; ses parois sont constituées par des cellules sarcomateuses, et sa lumière est en partie obstruée par un tissu nécrosé où l'on aperçoit encore çà et là quelques cellules rondes de sarcome.

6° série de coupes. Dans le centre de la tumeur.— Nodules fibromyomateux normaux avec capillaires sarcomateux, dans une grande partie de la coupe. Dans l'autre, se trouve le vaisseau représenté par la figure 2, planche V.

Les cellules endothéliales, subissant la transformation sarcomateuse, ont tellement proliféré qu'elles oblitèrent sa lumière presque complètement. Une zone musculaire, composée d'une ou deux couches, entoure en grande partie le vaisseau. Tout autour de lui, les fibres musculaires ont disparu et sont remplacées par du sarcome à petites cellules rondes.

7° série de coupe. Dans le centre. — Tissu nécrosé avec quelques cellules sarcomateuses. Ilots de sarcomes. Quelques vestiges de fibres musculaires. Vaisseau en partie oblitéré.

8° série de coupes. Dans le centre. — Pas de tissu fibreux. Dans certains nodules, les faisceaux de fibres musculaires sont bien conservés avec des capillaires à endothélium à peine arrondi. Près d'eux, d'autres nodules montrent du sarcome presque pur.

9° série de coupe. Dans le centre. — Même aspect que la série précédente, mais avec moins de nodules sarcomateux.

10ᵉ *série de coupes. Dans le centre.* — Même aspect que les coupes de la 7ᵉ série.

Ces diverses séries de coupes nous montrent combien la constitution de la tumeur est différente, suivant les endroits que l'on a examiné.

En résumé, nous sommes en présence d'un fibromyome jeune, actif, contenant très peu de tissu fibreux ; les vaisseaux donnent naissance à des cellules rondes de sarcome, qui s'infiltrent entre les fibres musculaires et amènent leur destruction. Elles se nécrosent à leur tour dans les points où les vaisseaux ont été oblitérés par une prolifération de même nature.

OBSERVATION XIII

Fibro-sarcome de l'utérus opéré par M. professeur PÉAN, décembre 1894.

La tumeur a été opérée par *morcellement ;* aussi nous arrive-t-elle sous la forme d'une quinzaine de morceaux plus ou moins gros. Nous pouvons cependant la reconstituer à peu près.

La périphérie est assez résistante, compacte, le centre, au contraire, est creusé d'un grand nombre de petites cavités qui donnent tout à fait au tissu l'aspect d'une éponge.

1° *Coupes pratiquées à la périphérie.* — Tissu connectif assez abondant.

Nodules fibromyomateux ordinaires, avec un assez grand nombre de capillaires en formation sarcomateuse.

2° *Coupes pratiquées au centre.* — Ce qui frappe tout d'abord à l'exame fait à un faible grossissement, c'est l'aspect vacuolaire de la coupe. On voit des travées irrégulières d'un tissu compact séparées entre elles par des espaces vides comblés de loin en loin pardes traînées de tissu clair filamenteux, aréolaire.

Les travées de tissu compact sont formées par des faisceaux de fibres musculaires coupés en long ou en travers. Les fibres musculaires sont dissociées par une substance granuleuse, réticulée, où l'on voit de nombreuses cellules sarcomateuses.

_ Le protoplasma des fibres lisses fortement coloré par l'éosine est granuleux, se continue avec le réticulum de la substance intermédiaire. Les noyaux sont déformés.

_ Au milieu de ces faisceaux musculaires se trouvent quelques capillaires infiltrés de sarcome; quelques-uns sont béants dans les vacuoles.

Les bords de ces travées de fibres musculaires sont loin d'être nettement délimités; 'elles sont bordées d'une couche plus ou moins épaisse de cellules sarcomateuses; puis par une autre zone de tissu nécrosé dont il subsiste en outre quelques trabécules plus ou moins serrés d'un côté à l'autre des vacuoles. On y trouve quelques rares cellules sarcomateuses.

Nous sommes donc en présence d'un fibromyome, où se sont développées des traînées sarcomateuses qui, par leur propre nécrose, ont formé une multitude de petits kystes.

OBSERVATION XIV

Fibromyome sous-péritonéal provenant d'une autopsie du service de M. le professeur TILLAUX, janvier 1895.

Fibromyome de la grosseur d'une orange; couleur, forme et consistance ordinaires.

1ʳᵉ *série de coupes* faites près de la périphérie. — Péritoine normal.

Le tissu fibreux est en général peu abondant. Cependant, sur un point, on voit quelques nodules entièrement fibreux.

Les fibres musculaires, légèrement hypertrophiées, sont comme dissociées par une substance intermédiaire abondante, au milieu de laquelle se voient de nombreux capillaires et pointes d'accroissement chargées de cellules sarcomateuses.

2ᵉ *série de coupes près du centre de la tumeur.* — En certains points, même aspect que ci-dessous. Dans d'autres, les cellules sarcomateuses ont proliféré en dehors des vaisseaux ; elles forment des amas de cellules arrondies avec une substance intercellulaire rare ; dans ces amas, de petites fibrilles ondulées représentent les derniers vestiges des fibres musculaires et connectives.

Enfin, dans quelques autres, des nodules et leurs vaisseaux ont subi la dégénérescence myxomateuse que nous avons décrite plus haut. Nous n'y voyons pas de cellules sarcomateuses.

Il y a donc dans cette tumeur coexistence du sarcome et du myxome.

OBSERVATION XV

Polype utérin opéré par M. BAUDOUIN, juillet 1894.

L'examen de cette pièce nous donne des résultats très analogues à ceux de l'observation précédente. Nous croyons inutile de nous répéter. Notons seulement que les amas de sarcome sont plus étendus. Dans quelques points, les cellules sarcomateuses nous semblent être répandues dans le tissu muqueux et former ainsi un myxo-sarcome.

OBSERVATION XVI

Fibromyome du corps de l'utérus, opéré par M. le professeur PÉAN, novembre 1894.

Tumeur de la grosseur d'une tête de fœtus ; de consistance un peu molle.

Vers le centre de la tumeur on trouve plusieurs petites cavités kystiques.

1re *série de coupes près de la périphérie.* — Aspect ordinaire du fibromyome au début de la dégénérescence sarcomateuse.

Tissu fibreux rare. Cellules musculaires hypertrophiées, avec nombreux capillaires et pointes d'accroissement infiltrés de sarcome à petites cellules rondes et fusiformes.

2e *série de coupes. A travers un des petits kystes.* — Les parois de la cavité kystique sont absolument irrégulières. En un point, ce sont des fibres musculaires, dont quelques faisceaux à peine reconnaissables se détachent et flottent dans la cavité ; en un autre, c'est un tissu nécrosé, lacunaire avec quelques cellules sarcomateuses et des débris de vaisseaux ; plus loin, c'est un amas de sarcome, ou une zone de tissu fibreux, ou un groupe de vaisseaux ayant résisté. Par places on trouve des traces de suppuration .

Le tissu du fibromyome avoisinant le kyste a presque complétement disparu pour faire place à du sarcome qui se présente sous l'aspect soit de faisceaux de cellules fusiformes, soit d'amas ovalaires de cellules rondes, soit de petits groupes d'une dizaine de cellules rondes enveloppés par deux ou trois couches concentriques de cellules fusiformes.

On voit beaucoup de capillaires oblitérés.

Nous sommes donc en présence d'un petit kyste formé par nécrose de la formation sarcomateuse, à la suite de l'oblitération des vaisseaux.

OBSERVATION XVII

Fibro-sarcome de l'utérus, opéré par M. le professeur TILLAUX, juin 1894. — Examen histologique de M. PILLET (résumé), *Soc. Anat.*, juillet 1894, p. 552.

Tumeur du volume de la tête d'un enfant à terme. Consistance ferme. Couleur jaunâtre par places. Péritoine normal.

Le nodule fibromyomateux est constitué par de petites cellules tassées rappelant le tissu embryonnaire du fœtus. Elles sont fusiformes très serrées, dispersées en petits tourbillons autour des vaisseaux et, on les voit traversées parfois par des faisceaux de toutes petites fibres lisses. Les vaisseaux sont des fentes irrégulières creusées à même le tissu et entourées par places d'une accumulation de petites cellules rondes assez discrètes.

Les coupes pratiquées sur un second point d'aspect jaunâtre, nous montre la même disposition générale des nodules d'angio-sarcome, seulement ils sont en grande partie nécrosés. L'aspect général de ces blocs de nécrose est assez celui du tissu gommeux. Les débris du tissu détruit forment une masse finement granuleuse d'apparence partout semblable. En suivant les éléments persistants aussi loin que l'on peut, on voit les parois des capillaires et leurs pointes d'accroissement subir une sorte de dégénérescence hyaline, puis se fusionner avec la masse.

Tous ceux des capillaires qui sont reconnaissables sont

escortés d'un réseau de fibres musculaires lisses qui persistent les dernières, mais en beaucoup de points on ne reconnaît plus que leurs noyaux, leur protoplasma est fondu dans la masse ambiante. Les cellules conjonctives se retrouvent aussi par petits îlots d'éléments étoilés, dont les prolongements se transforment comme le plasma des fibres lisses.

On rencontre des nodules encore actifs, dont le centre seul est pris ; la périphérie présente des portions angio-sarcomateuses encore vivantes, dont le contour est absolument déchiqueté par les vaisseaux capillaires qui en émanent et qui forment un chevelu très abondant en allant se perdre dans les masses désintégrées.

OBSERVATION XVIII

Fibromyome interstitiel avec sinus sarcomateux, opéré par le professeur TILLAUX, août 1894 (grossie au double de la grandeur naturelle, planche IV).

Cette tumeur occupe tout l'utérus. Sa consistance est molle. L'utérus est coupé en deux parties égales, suivant sa longueur. La planche IV représente une de ces moitiés, vue par sa surface de section.

La cavité utérine est à peu près conservée, ses parois sont déchiquetées par de nombreux sinus qui s'enfoncent dans la masse du fibromyome. Celui-ci est creusé partout de nombreuses cavités kystiques.

Le tissu utérin est refoulé à la périphérie.

1re *série de coupes* faites à la périphérie, comprenant le tissu utérin et une faible portion du fibromyome.

Péritoine normal.

Les fibres musculaires lisses de l'utérus sont légèrement

hypertrophiées ; au milieu d'elles circulent des capillaires abondants ; ils nous paraissent sains.

Le tissu utérin est séparé du fibromyome sous-jacent par une couche de clivage formé de tissu conjonctif refoulé contenant quelques fibres musculaires.

Les nodules fibromyomateux présentent l'aspect ordinaire du début de la dégénérescence sarcomateuse : cellules musculaires hypertrophiées, capillaires sarcomateux, etc.

2ᵉ *série de coupes*, près de la cavité utérine, comprenant des cavités kystiques.

Les bords irréguliers de cette cavité rappellent l'aspect décrit dans l'observation XVI. Mais ici, le processus nécrosique est beaucoup plus avancé. En effet, la structure nodulaire a à peu près complètement disparu. On est en présence d'une substance à peu près réfractaire aux agents colorants, tels que le carmin à l'alun ou l'éosine. Cette masse, finement granuleuse, paraît vaguement formée de fibrilles enchevêtrées : elle est creusée de très nombreuses et très petites lacunes.

On voit au milieu de cette substance des débris de faisceaux musculaires ; quelques petits amas de cellules sarcomateuses rondes, et quelques-unes de ces cellules disséminées çà et là, on y rencontre aussi des vaisseaux, soit oblitérés et détruits par le sarcome ; soit remplis de sang à globules altérés ; parfois leur paroi a disparu en certains points et l'on voit les globules sanguins extravasés dans les lacunes du tissu nécrosé. Ces faits se remarquent surtout près de la cavité kystique. Cette altération des vaisseaux donne la raison des hémorrhagies abondantes que présentait la malade.

OBSERVATION XIX

Sarcome kystique de l'utérus opéré, par M. le docteur
Manoury, de Chartres, juin 1894.

Tumeur molle avec grande cavité kystique, remplie d'un liquide hémorrhagique.

Sur une épaisseur de trois à quatre millimètres, les parois de la cavité sont formées de sarcome à peu près pur, composé de petites cellules rondes et fusiformes très serrées. Au milieu de ce tissu on retrouve des vestiges de vaisseaux en grande partie oblitérés. Les bords de la cavité sont beaucoup moins irréguliers, anfractueux que dans les cas précédents ; ils sont formés par une couche excessivement mince de tissu nécrosé ; on est amené à penser que, dès qu'elles sont désagrégées, les petites cellules sarcomateuses tombent dans le liquide cavitaire.

En dehors de cette zone de sarcome, on voit apparaître brusquement les faisceaux musculaires. Leurs cellules sont hypertrophiées ; les noyaux désagrégés et presque disparus. Dans la substance unissante, très abondante, se trouvent de nombreux amas de cellules sarcomateuses et beaucoup de capillaires sarcomateux. On y trouve aussi quelques nodules complètement transformés en sarcome.

Plus on s'éloigne de la cavité kystique, plus les nodules reprennent les caractères du fibromyome ; mais même à la périphérie ils contiennent de nombreux capillaires sarcomateux.

OBSERVATION XX

Kyste hématique à myéloplaxes du ligament large, opéré par
M. le docteur Thiéry, chef de clinique de M. le professeur
Tillaux, août 1894.

Examen de la pièce par M. Pilliet (Soc. anat., octobre 1894,
p. 684). Large poche du volume d'un poing d'adulte, contenant un liquide hématique couleur chocolat.

Paroi atteignant par places jusqu'à 2 centimètres d'épaisseur.
Elle présente à sa surface interne des saillies volumineuses et
dures formées par des masses charnues et, dans son épaisseur,
quelques kystes très petits.

Examen histologique 1). — Les coupes pratiquées au point
le plus épais de la paroi, traitées par le carmin aluné ou l'hématoxyline éosinée, montées dans le baume du Canada au
xylol, montrent à un faible grossissement trois couches dis-
tinctes. La première couche sous-péritonéale contient une
nappe de fibres musculaires lisses à direction générale sensiblement parallèle à la surface externe. Elles sont dispersées
dans un tissu conjonctif abondant remarquable par l'épaisseur
de ses vaisseaux. Dans la seconde se voient des fibres lisses
beaucoup plus nombreuses, entrecoupées en tous sens et répandues dans un tissu connectif feutré, à tissu serré et fibroïde.
Enfin, la troisième couche qui atteint 2 millimètres d'épaisseur est constituée par de larges vaisseaux entrecroisés en tous
sens et dont la paroi interne est formée d'immenses plaques à
noyaux multiples, en général très allongées.

Ce revêtement particulier occupe tantôt un des côtés de la
lumière du vaisseau sectionné, tantôt les deux. Le vaisseau
semble même n'être représenté que par l'une de ces cellules
allongées, à noyaux si volumineux qu'ils masquent presque le
cytoplasma. Celui-ci fixe l'éosine d'une façon particulière,

comme on l'observe dans le vrai myéloplaxe de la moelle osseuse ou des tumeurs des os. Quand la lumière du vaisseau est large, on la voit remplie de globules rouges qui sont accolés à la bande endothéliale constituée par un seul myéloplaxe et paraissant faire corps avec lui. Ces globules ne sont pas nucléés.

Le revêtement superficiel est absent, le tissu conjonctif dessine à la surface interne du kyste un contour assez régulier.

2) *Coupes au niveau d'un bourgeon saillant de la face interne.* — Nous retrouvons les deux couches externes qui précèdent avec leurs caractères sensiblement les mêmes. Le bourgeon est constitué par un tissu conjonctif fibroïde parcouru par des réseaux abondants de capillaires. Il montre de place en place des épaississements visibles, surtout près de sa face interne et qui sont formés par des agglomérations de cellules rondes groupées autour d'axes vasculaires occupés en général par un myéloplaxe non perméable ne contenant par conséquent pas de sang dans sa cavité. Il en est même qui sont dégénérés et en nécrose, mais c'est le petit nombre et il faut les rechercher. Le rebord conjonctif de la face interne du kyste ne possède aucun revêtement épithélial visible.

3) *Coupes au niveau d'un petit kyste interstitiel.* — C'est en ce point que la paroi est le plus mince. C'est en ce point que la paroi est le plus mince. Le petit kyste est creux entre la première couche musculaire externe et la seconde couche qui forme le squelette résistant du grand kyste. Il est purement séreux, sa cavité n'est tapissée d'aucun épithélium de revêtement.

La cavité interne existe ici comme les deux autres, seulement elle est plus mince et montre réunies les particularités que nous trouvions séparées plus haut.

On y rencontre en effet le mélange des cavités vasculaires remplies de myéloplaxes mêlés à des globules rouges, et d'amas sarcomateux dont l'aspect rappelle celui des nodules embryonnaires.

Un trait commun à toutes ces coupes, c'est l'existence de
nombreuses traînées de petites cellules rondes entre les nappes
de fibres musculaires lisses; un autre trait, négatif celui-là,
c'est l'absence de toute villosité placentaire ou de tout ce qui
pourrait y ressembler. »

M. le docteur Pilliet a eu l'extrême obligeance de nous confier
ses coupes.

En examinant à un fort grossissement les globules sanguins
qui en certains points remplissent la lumière des vaisseaux,
dont l'endothélium commence à entrer en prolifération sarcomateuse, on voit (pl. V, fig. 1) disséminées au milieu de ces
globules quelques petites cellules à noyaux fortement colorés,
ces noyaux tranchent nettement sur la couleur jaunâtre des globules sanguins. Elles ont la taille et l'apparence des cellules
de l'endothélium du vaisseau.

En les examinant de plus près on s'aperçoit que ces noyaux
sont presque tous en voie de division. Nous avons même trouvé
une de ces petites cellules à la limite peu nette contenant
quatre noyaux accolés et semblant provenir d'une segmentation récente (pl. V, fig. 8). Ne serait-ce pas là un mode de formation des myéloplaxes par détachement d'une cellule endothéliale, et multiplication de noyaux à son intérieur.

OBSERVATION XXI

Myome du ligament large, opéré par M. le professeur Péan,
juin 1894.

Un très beau moulage de cette pièce se trouve au musée
Dupuytren. C'est d'après lui qu'a été dessinée notre planche III
à la réduction de 2/3.

La tumeur est fendue en deux et étalée; toute la partie centrale est creusée d'une cavité très irrégulière, très anfrac-
tueuse.

Les coupes pratiquées à la périphérie de la tumeur nous montrent les nodules au début de la formation sarcomateuse que nous avons si souvent décrite.

Les coupes pratiquées dans les parois de la cavité sarcomateuse centrale nous montre qu'elles sont constituées comme dans les observations XVI et XVIII. Le tissu nécrosé est très abondant, et les éléments figurés y sont rares ; les grands amas de sarcome assez abondants aussi sont formés de petites cellules rondes et fusiformes ; les lésions des vaisseaux sont les mêmes que dans ces deux observations.

Pour *Klob* (*loc. cit.*, p. 153) les fibromes vrais du ligament large n'existent pas ; ils ont pris naissance sur l'utérus, et se sont glissés en se développant entre les deux feuillets du ligament large tout en restant rattachés à l'utérus par un pédicule plus ou moins grêle. « Die genaue Untersuchung eines scheinbar im ligamentum latum entwickelten Fibroides, wird immer deutlich noch von der Innen fläche des letzteren den Stiel zûm Uterus hin verfolgen können, und somit über die Stelle aufklaren, voher der Tumor zûr Entwicklung kam (1). »

Virchow (*loc. cit.*, p. 411) se range à l'opinion de Klob au moins pour la plus grande partie des cas. Il admet cependant « des cas où les tumeurs sont tellement éloignées de l'utérus que l'on ne peut leur découvrir aucun rapport avec lui ». Il cite un fibromyome de la grosseur

---

(1) « L'examen approfondi d'un fibroïde apparemment développé dans le ligament large, pourra toujours nettement poursuivre de la face interne de ce dernier le pédicule jusqu'à l'utérus et par conséquent élucider la place d'où la tumeur est partie pour se développer. » (Traduction de l'auteur.)

d'un haricot qu'il a trouvé « dans les ligaments larges à la hauteur du ligament ovarique ».

Länger le premier plaça leur origine dans les fibres musculaires du ligament large.

Gross (Congrès de Chirurgie de 1892) puis *Lang* soutinrent et développèrent cette opinion.

Jeannin (1) se range à leur avis.

Les fibromyomes du ligament large sont rares. Jeannin en cite 17 cas. La dégénérescence kystique a été notée dans deux tiers des cas.

Leur coexistence avec un fibromyome de l'utérus a été signalée plusieurs fois. (*Delagrange*, *Jeannin*).

Pour nous, nous sommes convaincus que les fibromyomes du ligament large ont leur origine dans les fibres musculaires lisses du ligament large. Et quant à ce qui est de la coexistence du fibromyome dans le ligament et dans l'utérus nous sommes entièrement de l'opinion de Jeannin : « Nous ne voyons pas pourquoi le tissu utérin et les fibres musculaires du ligament large qui sont en continuité directe, ne pourraient pas être ensemble le siège de productions fibreuses. » Comme cela se voit d'ailleurs assez souvent pour des fibromes développés en divers points d'un même utérus.

(1) *Jeannin*. Fibromyome kystique du ligament large à contenu hémorrhagique. B. Société anatomique, juin 1894, p. 351.

DÉVELOPPEMENT DU SARCOME

En nous servant des onze observations précédentes, voyons comment se développe le sarcome dans les fibro-myomes de l'utérus.

Nous constatons d'abord une augmentation considérable du nombre des capillaires et de leurs pointes d'accroissement.

L'endothélium des vaisseaux sanguins est formé normalement de larges cellules aplaties avec un gros noyau ovalaire qui, sur coupes transversales, fait saillie dans la lumière du vaisseau.

Au début de la transformation sarcomateuse on voit ces cellules se segmenter, se multiplier et former autour du vaisseau une couche à nombreuses cellules arrondies, proéminantes presque toutes en voie de division. (Parties latérales de la figure 1, planche V).

Ces cellules continuent à se multiplier et forment ainsi plusieurs couches concentriques. (Parties supérieures et inférieures de la fig. 1 et fig. 2, pl. V).

Nous avons pris comme exemple pour la clarté du dessin un vaisseau assez gros. Mais ce processus s'étend aussi aux capillaires et aux nombreuses pointes d'accroissement qui se produisent en même temps. Là, la production de cellules rondes n'est pas seulement endogène ; elle s'étend aussi du côté de la périphérie. Les pointes d'accroissement s'introduisent entre les faisceaux musculaires et les fibres musculaires. (Fig. 3, pl. V). Les cellules sarcomateuses ainsi développées sur les parois des vaisseaux continuent à se multiplier dans la substance intermédiaire des fibres musculaires. Celles-ci subissant le processus irritatif s'hypertrophient, leur protoplasma perd son homogénéité, sa structure, leurs noyaux deviennent granuleux, irréguliers et elles finissent par disparaître pour faire place au tissu sarcomateux qui s'étend peu à peu.

La cellule sarcomateuse est une cellule active, avec un protoplasma peu abondant, un gros noyau à nucléole fort net et à nombreux grains de chromatine (fig. 6, pl. V). Dans beaucoup de ces cellules on observe la segmentation (fig. 7, pl. V), le noyau est séparé en deux par un léger étranglement, de chaque côté, les grains chromatiques sont groupés de telle façon qu'ils rappellent tout à fait l'amphiaster ou étoile fille. Nous n'avons pas fait de fixation, ni de coloration spéciales en vue de ces divisions nucléolaires; ces observations ont été faites sur des coupes simplement colorées à l'hématoxyline.

Pendant que ces cellules sarcomateuses se développent sur la paroi des capillaires et envahissent le fibromyome ; les cellules endothéliales que nous avons décrites tout d'abord continuent souvent à se multiplier par couches successives et finissent par en oblitérer plus ou moins complétement la lumière. (Fig. 2 et 3, pl. V.)

Que se produit-il alors? La circulation est arrêtée dans la zone irriguée par le petit vaisseau. Le tissu sarcomateux répandu dans ce point (tissu jeune, actif, en voie de division), ne recevant plus de matériaux de nutrition, se nécrose, et nous avons une petite cavité kystique. Si le processus d'oblithération se fait dans un certain nombre de vaisseaux, nous avons la production d'un grand kyste sarcomateux. Comme un certain nombre de vaisseaux sont détruits, nous avons l'origine du liquide hémorrhagique si souvent décrit dans ces kystes. Si ces kystes communiquent avec la cavité utérine, nous avons les hémorrhagies si fréquentes et enfin si le col de l'utérus est obstrué nous avons les hématomètres signalés par *Pistor*, *Méredith*, *Dubreuil* et *Tillaux*.

Nous n'avons jamais pu constater de parois propres d'endothélium à ces cavités kystiques ; mais rappelons que *Klebs*, *Keberlé*, *Léopold* et *Fehling* et *Lebec*, en ont trouvé et attribuent leur origine aux vaisseaux lymphatiques.

En résumé : Les formations sarcomateuses sont fréquentes dans les fibromyomes.

Elles débutent toujours par l'endothélium des vaisseaux. Elles s'infiltrent surtout par les pointes d'accroissement des capillaires entre les fibres musculaires et connectives qui disparaissent. Souvent les vaisseaux sont oblitérés par le sarcome lui-même, il y a nécrose consécutive et formation de kystes sarcomateux.

CONCLUSIONS

———

1° Le fibromyome utérin se développe autour des petits vaisseaux et des capillaires sous une influence qui nous est inconnue, mais qui est certainement liée à une grande activité de la circulation, à un accroissement des capillaires. Ce développement se fait non par segmentation des cellules musculaires préexistantes, mais par néoformation de cellules embryonnaires dans l'adventice. Le nodule entièrement myomateux au début, n'acquiert que plus tard une enveloppe fibreuse par dégénérescence de ses éléments musculaires périphériques.

2° La dégénérescence fibreuse se fait à la suite d'une diminution de la circulation, par oblitération plus ou moins complète des vaisseaux et par disparition du tissu musculaire du nodule et formation de tissu fibreux du centre à la périphérie.

3° La dégénérescence graisseuse nous paraît succéder aussi à un arrêt de la circulation, mais nous n'avons pas de renseignements sur la manière dont elle se produit.

4° La dégénérescence calcaire se fait d'une façon très analogue à la dégénérescence fibreuse. Elle débute toujours par le centre du lobule, c'est-à-dire par le capillaire qui disparaît.

5° La dégénérescence myomateuse débute par la paroi des vaisseaux qui se décompose en grandes lamelles conjonctives, contenant des cellules plates largement étoilées ; la lumière du vaisseau est cloisonnée ou disparue, il y a formation d'un tissu muqueux qui se creuse, se fond et donne naissance aux grandes lacunes observées dans ce genre de dégénérescence.

6° Les dégénérescences cartilagineuse, osseuse et cancéreuse n'ont pas encore été nettement démontrées, mais nous paraissent très possibles.

7ᵉ Les formations sarcomateuses sont fréquentes dans les fibromyomes, 11 cas sur 21.

Elles débutent toujours par l'endothélium des vaisseaux. Elles s'infiltrent surtout par les pointes d'accroissement des capillaires entre les fibres musculaires et connectives qui disparaissent. Souvent les vaisseaux sont oblitérés par le sarcome lui-même. Il y a nécrose consécutive et formation de kystes sarcomateux.

Comme conclusion clinique, vu la fréquence de leurs dégénérescences sarcomateuses et myxomateuses, les fibromyomes de l'utérus doivent être regardés comme des tumeurs graves, et par conséquent être opérées le plus tôt possible.

INDEX BIBLIOGRAPHIQUE

Hippocrate. — Sur la nature de la nature de la femme, édit. Littré. De morb. vulg., l. V.

Galien. — De loc. affect., lib. I, cap. i.

Aétius. — Tetr. IV. sér. 4, ch. li, vie siècle.

Paul d'Egine. — de re medica, t. III. Chirurgie, ch. ii, trad. Dabschamps.

Ambroise Paré. — 24e liv. De la génération, ch. xli. Paris, 1579.

Fabrice de Hilden. — Op. observat. 52, 54. Francfort, 1646.

Chambon de Montau. — Des maladies des femmes. Paris, 1784.

Guillemeau. — Heureux accoucheur, ch. iv, p. 267, 1649.

Levret. — Mémoire sur les polypes de la matrice et du vagin.
— Mémoires de l'Acad. roy de chirurgie, petite édition, t. III, 1749.

Louis. — Mémoires sur les concrétions calculeuses de la matrice.
— Mémoire de l'Acad. roy. de chir., pet. édit, t. II, p. 91.

Bichat. — Anatomie générale, 1801.
— Anatomie descriptive, t. V, 1802.
— Leçons d'anatomie pathologique.

Baillie. — Anat. des Krankr. Bauer, 1802.

Roux. — Sur les polypes utérins. Mélanges de chirurgie, p. 101. Paris, 1809.

John Clarke. — Transact. of a. Societ. for the improvement of med. and chir. Knowledge, 1812, vol. III, p. 303.

Bayle. — Journal de médecine, t. V, p. 62, 1802.

—. Corps fibreux de la matrice. Dict. des Sc. méd., en 60 vol., t. VII, 1813.

Wenzel. — Ueber die Krankleiten des uterus. Mainz, 1816, p. 89 et 120.

Meckel. — Handb. der path. anat., t. II, 1818.

Morgagni. — Lettre XXIX. Siège et cause des maladies. Paris, 1820.

C.-F. Heussinger. — System der histologie. Eisnach, 1822, p. 94.

Robert Hopper. — The morbid anatomie of the human uterus and its appendages. London, 1832, p. 10.

John Muller. — Ueber den feineren Bau des Geschwülste, p. 6.

Valentin. — Repertorium für anatomie and physiologie, 1837, t. II, p. 275.

Velpeau. — Médecine opératoire, t. III, 1832, et t. IV, 1839.

Dupuytren. — Leçons orales de clinique chirurgicale. Paris, 1839.

Rokitansky. — Zeitsch. der Ges. der Ac. Wien, 1836 et 42.

Lisfranc. — Clinique chirurgicale de la Pitié. Paris, 1841-43.

Bidder cité par *Walter*. — Ueber fibrose Korper der Gebarmutter. Dorpat, 1842, p. 39.

Cruveilhier. — Bulletin de l'Académie de médecine, 1844, t. IX, p. 541.

Jul. Vogel. — Path. anat. des Mensch. korpers. Leipsig, 1845, p. 156.

Kiwisch. — Klinische vorträge. Prag., 1845, p. 419.

Vogel. — Icones histologiæ path. Leipsig, 1845.

Robert Lee. — Medic. chirurg. Transact., vol. XIX.

Th Safford Lee. — Von der Geschwülsten der Gebarmütter und der übrigen weibliche Geschlechsteile. Berlin, 1847, p. 14.

C.-F.-F. Rünge. — Zeitschrift für wiss. zoologie, 1849, t. I, p. 72, tal. VI, fig. 24.

Wedl. — Grundzüge der path. histologie, p. 609, fig. 138, a. b.

Freund. — Beitrage zur gynecologie, t. III, p. 152.

Von Krauss. — Osteid der gebarmütter. Wurtemberg. corresp., 1850, p. 1.

Bartels. — Verhandb. der Gesellsch. für. Geburtsh., in Berlin, 1852, 6ᵉ liv., p. 1.

Lebert. — De la structure des fibroïdes de l'utérus. Compt. rend. de la Soc. de biologie, 1852.

— Traité d'anatomie pathologique générale, cl. spéciale. Paris, 1859.

Prieger. — Monatschrift. für Gebürstsk. und Frauenkrankl., 3ᵒ liv., 1853.

Robin. — Dict. de Nysten, art. Tumeurs. Muqueuse utérine dans les Archives générales de médecine, 1848. — Polypes fibreux de l'utérus dans Ferrier, thèse Paris, 1854. — Polypes utéro-folliculaires dans Luner, thèse Paris, 1852.

Virchow. — Virchow's archiv., 1854, t. VI, p. 553.

— Wiener, medic. Wochenschr., 1856, nᵒ 7, p. 100.

Cruveilhier. — Traité d'anatomie pathologique générale, t. III, p. 652 à 709, Paris, 1856.

Simpson. — Obstetric. mémoirs, vol. I, p. 115.

Edw. Rigby. — On the constitutional treatment of female diseases. London, 1857, p. 189.

Rokitansky. — Lerbuch. der path. anat., 1861, t. III., p. 485.

Lancereaux. — Atlas d'anatomie pathologique, pl. 39, fig. 2 et 2.

Klob (J.-M.). — Pathologische anatomie der Weiblichen sexual organe. Wien., 1864, p. 143 à 175.

Routh. — Clinical lectures. The Lancet, 1863. Mémoire on some points connected with the pathologie of fibro-cystic tumour. London, 1864. Transact. of pathology Society, t. XIV.

Zeuker (F. A.) — Ueber die Vorandcrungen der Willkurlichen Muskeln im typhus abdominales, nebst einem Excurs uber die pathologishe Neubildung quergestreiften Muskelgewbe Leipsick, 1864, p. 84.

Forster. — Handbüch der pathologische anatomie. Leipsig, 1865, t. I., p. 342.

Cornil et Ranvier. — Manuel d'histologie pathologique, 1869.

Hénocque. — Dict. Encycl. des Sciences médicales. Art. Liomyome, 1869.

Broca. — Traité des tumeurs, t. II, p. 252, 1869.

Virchow. — Pathologie des tumeurs. Frad. Aronssohn, t. III, p. 339 à 422, 1871.

Hénocque. — Archives de Physiologie, 1873.

Avieta-Condura. — El Sigl. Medic., 9 août 1874.

Sévastopoulo. — Des hystéromes ou des tumeurs dites fibreuses de l'utérus. Thèse Paris, 1875.

Coyne. — Dans thèse *Sévastopoulo*, 1875. Observation I., p. 177.

Lebec. — Etude sur les tumeurs fibro-kystiques, et les kystes de l'utérus. Thèse Paris, 1880.

Cornil et Ranvier. — Manuel d'anatomie pathologique, 2e édit. t. II, p. 223 à 229, 1894.

Siredey et *Danlos*. — Dict. de médecine et de chirurgie pratique, t. XXXVII. Art. utérus, p. 695 à 721. Paris, 1888.

Martin. — Cent. fur Gyn., 1888, n° 24, p. 389.

Pernice. — Ueber ein straubige myo-sarcoma strio-cellular utéri. Virchow's Archiv., vol. CXIII, 1889.

Poirier. — Bulletins de la Société anatomique, juillet 1890, p. 371.

Coe. — Cent. fur Gyn., p. 684, 1891.

Delbet. — Tumeur de l'utérus dans le traité de chirurgie de Duplay et Reclus, t. VII, p. 417 à 466. Paris, 1892.

Congrès français de chirurgie. — 7e Session, 1893, p. 24 et 50.

Delagenière. — De l'hystérectomie abdominale totale pour tumeurs fibreuses de l'utérus. Arch. provinciales de chirurgie, 1894.

Jeannin. — Fibromyome kystique du ligament large à contenu hémorrhagique. Bull. Soc. anat., juin 1894, p. 351.

Pilliet et Costes. — Contr. à l'étude de l'anatomie path. des fibromes de l'utérus et de ses annexes. Comptes rendus des séances de la Société de Biologie, 20 oct. 1894.

Auvray et *Pilliet*. — Corps fibreux du col de l'utérus. Bulletin de la Société anatomique, juillet 1894, p. 504.

Pilliet. — Évolution sarcomateuse d'un fibrome utérin, une hypothèse sur l'origine des fibromes. Bulletins de la Société anatomique, janvier 1894.

Pilliet. — Sur l'évolution sarcomateuse des fibromes utérins. Fibro-sarcóme de l'utérus, hystérotomie, guérison. Bulletins de la Société anatomique, 21 juillet 1894, p. 551.

Pilliet et *Thiery.* — Kyste hématique à myéloplaxes du ligament large. Bulletins de la Société anatomique, octobre 1894, p. 682.

Laurent. — Fibromyomes et sarcomes utérins (la Clinique de Bruxelles). Archives de tocologie et de gynécologie, janvier 1895, p. 69.

Pilliet. — Etude sur le sarcome. Extrait de la Tribune médicale, février 1895.

On peut aussi consulter :

Hévin de Polypo uteri, 1753.

Waller. — Annotat. Acad. de hepate et polypo uteri. Francfort, 1786.

Ségard. — Dissert. sur les polypes de l'utérus. Thèse Paris, 1804.

Meisner. — De polypis uteri. Berlin, 1821.

Clarke. — Obs. on diseases of females. London, 1821.

Diffenbach. — Rut's Magazine, 1826, t. XXV.

Hervey de Clégoin. — Mémoire sur les polypes de l'utérus. Journal de médecine, 1829.

Domce. — Observ. sur plusieurs affections de l'utérus et de ses annexes. Arch. génér. de médecine, 1829.

Fevey. — Diss. sur les tumeurs fibreuses de la matrice. Paris, 1830.

Burchard. — Dissert. obst. medic. de polypis uteri. Berlin, 1892.

Malgaigne. — Des polypes utérins. Thèse d'agrég. Paris, 1892.

Marjolin. — Dict. en 30 vol., art. utérus.

Gerdy. — Des polypes et de leur traitement Th. de concours, Paris, 1833.

Boivin et *Duguet.* — Traité pratique des malades de l'utérus et ses annexes, 2 vol. Paris, 1883.

Blandin. — Dict. en 15 vol., art utérus.

Amussat. — Mémoire sur l'anatomie pathologique des tumeurs fibreuses de l'utérus. Paris, 1842

Tanchou. — Obs. de polyp. de l'utérus et du vagin, p. 114. Gaz. médic. Paris, 1842.

Rotureau. — Bull. Soc. anat., 1842.

Gaulier. — Bull. Soc. anatomique, t. XV.

Simpson. — Clinical lectures. Edinburgh, 1843.

— Edinburgh med. journal, 1843.

Atlée. — Transactions of the American association, t. V.

— American journal of medical sciences, t. XIX, 1843.

— Diagnosis of Ovarian tumours, observation XLIII.

Cambernon. — Considérations sur la cause et la fréquence des corps et polypes fibreux de l'utérus. Gazette médicale. Paris, 1844.

Safford Lee — On tumours of uterus. London, 1847.

Richard. — Des polypes utérins. Thèse Paris, 1848.

Aswel. — A pratical treatise on the diseases seculiar to women. London, 1848.

Hugier. — Des kystes de la matrice et du vagin, et des polypes utéro-folliculaires. Mémoires de la Soc. de chirurg., t. I, 1849.

Rieux. — Bull. Soc. anat., t. XXIV.

Barth. — Bulletin Soc. anatomique, 1849.

Backer-Brown. — Pathological Transactions, t. XIV.

— Ovarian dropsy, nature, diagnosis.

— Pathological Transactions, t. XVIII.

Jarjavay. — Des applications applicables aux corps fibreux. Thèse de concours. Paris, 1850.

Paget. — Lectures on tumours. London, 1851.

Gray. — Path. Transact., 1853.

West. — Diseases of women. London, 1856.

Bernard. — Cause des corps fibreux de l'utérus. Thèse Paris, 1857.

Aran. — Leçons cliniques sur les maladies de l'utérus et de ses annexes. Paris, 1858-1860.

Scangoni. — Traité pratique des maladies des organes sexuels de la femme, 1858.

Paget. — Lectures of surgical Path., 1853.

West. — Lectures on diseases of women. London, 1858.

Martin. — De l'anatomie pathologique de quelques tumeurs développées dans la muqueuse du col de l'utérus, etc. Thèse Paris, 1859.

Lane. — Kiwisch's clinical lectures. London, 1860.

Nonat. — Traité pratique des maladies de l'utérus et de ses annexes. Paris, 1860.

Guyon. — Des tumeurs fibreuses de l'utérus. Thèse d'agrégation. Paris, 1860.

Tanner. — Obstetrical Society of London, 1861.

Fechter. — British med. journ., 1862.

Nünn. — Path. Transact. of London, t. XIV, 1863.

Hakes. — British medical, 1863.

Wagner. — On the fibro-cystic disease.

Spencer-Wells. — Pathol. Transact., t. XIV, 1863.

    —   Pathol. Transact., t. XVII, 1866.

    —   Dublin quaterly journal of medical science, 1864.

    —   British med. journal, 1878.

    —   Disease of the ovaries.

Fleet-Wood Churchill. — Of the diseases of women, 5e édition. Dublin, 1864.

Bennett. — Maladies des femmes. Paris, 1864.

Monnoye. — Des kystes muqueux du col de l'utérus et des polypes utéro-folliculaires. Thèse Paris, 1864.

Caternault. — Thèse Strasbourg, 1865.

Kœberlé. — Documents pour servir à l'histoire des tumeurs fibreuses de la matrice. Strasbourg, 1864.

    —   Gazette médicale de Strasbourg, 1864.

    —   Ovariotomie, 1865.

    —   Mémoires de l'Académie de médecine, 1869.

Storer. — American journal of med. science, 1866.

Courty. — Traité pratique des maladies de l'utérus et de ses annexes. Paris, 1866.

De Montfumat. — Etude sur les polypes de l'utérus. Thèse Paris, 1867.

Icery. — Bulletin Soc. anatomique, t. XXVIII.

Joslin. — American journal of med. science, 1867.

Demarquay. — Union médicale, 1868.
       —   Académie de médecine, 1872 et 1874.
       —   Traité des maladies de l'utérus.
Péan. — Union médicale, 1869. (Cliniques chirurgicales.)
Lee. — Remarks upon diagnosis of ovarian from fibrocystic tumours.
Beatty. — British medical Journal, novembre 1871.
Lizar. — Observation on extraction of diseases ovaries, 1824, Edinburgh
Robert. — Obstetr. Transact., t. XIII, 1871.
Löbl. — Cystic tumours of uterus. Lancet, 1872.
Malassez. — Arch. Physiologie, 1872.
Bryant-Thomas. — Transactions of the London Obstetrical society, 1872, t. XIV. Practice of surgery.
Mac-Guire. — Medical Times, 1872.
       —   The Lancet, 1872.
Graily-Hewitt. — Path. Transact., t. XI, 1860, p. 173.
       —   Disease of women, 1872.
Thomas. — Philadelphian med. Journal, 1873.
Gaillard-Thomas. — Disease of women.
Gayet. — Lyon Médical, 1873.
Péan et *Urdy*. — Hystérotomie, 1873.
Boinet. Gazette hebdomadaire, 1873.
Beizel. — Krankheiten des weiblichen, t. I, 1874.
Heer. — Tum. fibro-cystiques. Zurich, 1874.
Holmes. — Boston med. and. surg. Journal, 1874.
Knowsley-Thornton. — Medical Times and Gazette, 1874. Cystic tumours of the Pelvis.
       —   Medical Times and Gazette, 1879.
       —   British med. Journal, 1878, the silkligature of the Pedicle.
Allfed. - Uterus sarcom. Arch. für Gyn. VII, 1894.
Greuser. - Spindelzel sarcom. der Portio vaginalis. Arch. für Gyn., VI, 1874.
Hayden. — Case of sarcoma of the Uterus. Bost. med. and Surg. Journal, 1874.

Arcimega. — Quelques considérations sur le diagnostic des fibroïdes, etc., th. Paris, 1874.

Foch. — Des hystéromes, surtout au point de vue de la génération, th. Paris, 1874.

Hardie (J.-R.). — On a cause of retion of Urine in Fibrous tumors of the Ut. with cases (Edimb. med. Journal, 1874)

Hildebrandt (H.). — Ueber Behandlung der Uterus fibrome und Myome durch subcutane Injectionen von Ergotinlösungen (Beiträge der Ges f. Geb. in Berlin, 1874)

Kauffmann. — Spontane Austossung eines Ut fibr. Beiträge der Gesell. f Geb. in Berlin, 1874

Spiegelberg. — Die Diagnose der cystichen Myome des Ut. und ihre intraperiton Ausschälung, eine neue Operations methode derselben (Arch. of Gyn., 1874).

— Ein weiterer Fall spontanen Schwundes eines Ute us myomes (Arch. f. Gynäk ,1874)   .

Sympson (T.). — Case of Polyp. becoming sphacelater while within the Cavity of the Ut , removal recovery (Brit. med. Journal, 1874).

Tyson (James). — A case of fibroid tumour of the ut. with interesting clinical history. Death from pelvie abcess. (Philad. med. Times, 1874).

Ulvinianu. — Des myomes ut. au début, thèse Paris, 1874.

Louche. — Polype ut. à apparition intermittente (Lyon méd., n° 5, 1875).

Demarquay et *Saint-Vel.* — Des polypes fibreux à apparition intermittente (Ann. de Gynécol , t III, p. 245, 1875).

Fahling u. *Léopold.* — Ein Beitrag. zur Lehre von den cystichen Myomen des Ut. (Arch. f. Gyn., Band VII, p. 531, 1875).

Filliette. — Hémorrhagies utérines occasionnées par un polype fibreux. Transfusion du sang, mort pendant l'opération. (Union médicale, n° 47, 1875.)

Trenkolme. — The Lancet, 1874.

— Journal of Great Britain, 1875.

Fourestie. — De quelques accidents consécutifs à la compression incomplète de la vessie et du rectum par les corps fibreux utérins interstitiels. (Gaz. méd. de Paris, n°ˢ 6,7, 1875.)

Holmes. — Treatise of Surgery, 1875.

Hildebrand. — Myofibroid tumors of the uterus and their treatment by the hypodermic injection of Ergotine. (Amer J. of Obstetrics, vol. VII, 1875.)

Kidd. — Dublin journal of med. science, 1875.

Jude Hüe. — Contrib. à l'ét. des compressions pelv. que peuvent occasionner les tum. fibreuses de l'ut. et des moyens qu'on peut leur opposer. (Ann. de Gynécol., vol. IV, p. 239, 1875.)

Fehling et *Léopold*. — Myosarcoma lymphangiektodes uteri. Arch. für Gynecologie, t. VII, 1875.

Miller (*Ch.*) — Fibroid tum. of the Ut. (Bost. med. and surg. J., 1875.)

Pozzi (*Samuel*). — De la valeur de l'hystérotomie d. le trait. des tumeurs fibr. de l'ut. Thèse agrégation, Paris, 1875.

Tillaux. — Des corps fibreux de l'ut. (Gaz. des hôp., n° 1, 1875.)

Albrecht. — Brückenformige Myome des Ut. (Petersb. med. Woch., n° 17, 1876.)

Keith. — The Lancet, 1875.

    — Edimburgh med. Journal, 1876.

Berdinel. — Polype fibr. de l'ut. Expulsion spont. (Arch. de Toc., 1876.)

Simpson — Sarcoma Uteri. Edimb. med. Journal, 1876.

Griffith (*G.*) *de Gorrequer*. — Fibroid Tumour of the Ut. Trismus. Tetanus. Death. (Obstetr. Journ. of Gr. Brit., juillet 1876.)

Faggs-Hilton. — Path. Transact., t. XVII, 1876.

Jaffe. — Extirp. eines verkalkten und verjauchten Ut. myomes. (Berl. Klin. Wochenschr., 1876.)

Palzow. — Soc. de Gynécologie. Berlin, 1875-1876.

Lardun. — Note sur un cas de polypes fibreux intra-ut. à apparitions intermitt., coïncidant chacun et success. avec l'existence d'une grossesse. (Gaz. des hôp., n° 6, 1876.)

Kimball-Presbrey. — Boston med. journal, 1876.

Léopold (*G.*). — Zur Lehre von den eingekeilten Fibroïden der Gebärmutter. (Arch. f. Heilk, 1876.)

Marchand. — Spontane Losreissung und Geburt eines polypösen Ut. Myoms. (Virchow's Archiv. f. pathol. Anat., cah. 2, p. 305, Band LXVII, 1876.)

Underhill. — The structure of a mucous Polypus of the cervix. (Edinb. med. Journ., 1876.)

Mattei. — Enorme fibr. mou du col ut ayant offert des particularités remarq. pour le diagnostic et pour l'opér., guérison. (Ann. de Gynécol., 1876.)

Guillemant. — Des polypes à apparition intermittente. Thèse Paris, 1877.

Schatz. — Entzündetes Myom des Ut. täuscht ein Myosarcan vor. (Arch. f. Gynâk., 1876.)

Kocher. — Correspondenz Blatt für Schweitzer Aertze, 1877.

F, Winckel. — Ueber Myome des Uterus in actiologischer, symptomatischer und therapeutischer Beziehung. (Volkmann's Samml. Klin. Vort., no 98, 1876.)

Staplen. — Chicago journal and Examiner, 1877.

Browne. — A case of fibroïd tumour of the uterus causing eclampsia, with remarks on uterin fibroïds en general, and on the causes of puerperal and non puerperal Eclampsia (Amer. Journ. of Obstetr., 1877).

Doran. — Saint-Bartholemew's hospital reports, 1877, t. XIII.

Kurtz. — Deutsch Zeitzschreitung für praktic medicin, 1877.

Daguet. — Fibroïde ut. enkysté d'un vol. consid. ayant déterminé une thrombose des veines du membre infér. g. suivie d'embol. pulm. rapid. mortelle. (Gaz. des hôp., 1877.)

Worms. — British medical, 1877.

Hegar. — Zur Exstirpation normaler Eierstöcke bei Fibromyomen des Utterus (Centralbl. f. Gynäk., 1877).

Thiede. — Ueber ein Fibroma pappilare cartilaginescens der Portio vaginalis Zeitsch. f. Geb. und Gyn., 1877.

Engelmann (F.). — Beiträge zur Aetiologie der Fibroïde des Ut. (Zeitschr. f. Geb. u. Gynäk., 1877.)

Michels. — Die Fibromyome des Ut. Stuttgart, 1877,

Roehrig. — Zur Aetiologie der Fibromyome (Berlin. Klin. Wochenschr., 1877).

Savage (Thomas). — Incision of the Cervix in Ut. for haemorrhage (The Lancet, 1877).

Thiry. — Polype fibreux de la matrice à apparition intermittente (La Presse méd. belge, 1877).

Champneys (F. H.) — A case of interstitial fibromyoma of the Ut.
    (St-Bart. Hosp. Reports., 1878.)

Delore. — Du trait. des fibromes par l'injection d'ergotine dans le
    tissu de l'ut. (Ann. de Gynécol., 1878.)

Schuler. — Dissertation inaugurale. Tubingen, 1878.

Harrisson. — Spont. détachement of a pediculater subperit fibroid
    (Amer. Journ. of. obstetr., 1878.)

Chambers. — Obstetrical society, 1878, t. XX.

Kimball (G.) — And. Cutter, on the treat. of u. Fibroïds with
    galvanism by profond Puncture (Amer. Journ. of med.
    Sciences, 1878.)

Johanncwsky. — Sarcoma telangiectaticum uter. (Prog. med.
    Wochenschr., 1878.

Kurz (E). — Zur Metamorphose der Uterus fibroïde (Deutsch.
    Zeitschr. f. prakt. med., 1878.)

Dean. — Boston med. and. surg. journal, 1878.

Lehnerdt. — Entfernung eines verkalkten Ut. fibroïds durch Zer-
    trümmerung (Zeitschr. f. Geb. u. Gyn., Stuttgart, 1878.)

Leopold. — Ueber den Werth der subcutanen Ergotininjectionen
    bei Fibromyomen und chron. Hypertrophie der Ut. (Arch.
    f. Gyn., 1878.)

Thomas (T. G). — A clin. Lect. of an unusual case of ut. fibroïd
    with a long pedicle and giving rise to abdominal dropsy.
    (Bost. med. and. surg. journ., 1878.)

Hermann et Galabin. — British medical, 1878.

Verneuil. — Polype ut. de forme bilobée (Gaz. hôp., 1878.)

Underhill. — Structure of a Channeled Polypus of the Cervix
    Edimb. Journ. 1878.

Wells (Spencer.) — On the successful removal of solid ut. fibroma
    weighing seventy pounds (Brit. med. Journ. 1878.)

Gerard. — Contribution à l'étude des myomes utérins et de leur
    traitement par les injections d'ergotine dans le tissu de
    l'ut., Th. Paris, 1879.

Mickulicz. — Wien. med. Wochenschrift, 1879.

Kovacz. — Ueber ein Myofibrome des uterus (Wien. med. Presse
    no 49, 1879.)

Lusk. — Fibroïd polypus simulating inversion. (Amer. Journ. of
    Obstetr., 1879.)

Diego-Robles. — Des pol. utero follicul. Th. Paris.

Martin (*Aimé*). — Des fibromyomes utérins et de leur traitement par l'action électro-atrophique des courants continus. (Ann. de Gynécol. t. XI, 1879.)

Bastien. — Concrétions calcaires de la cavité utérine. (Ann. de Gynéc. p. 100, 1880.)

Blodgelt (*Albert*) and *Clifton*. — Malignant degeneration of a fibroïd Tum. of the Ut (The New-Vork, med. Record., janv. 1880.)

Chérière. — De quelques fibromyomes interstitiels du col de l'ut., leur traitement. Th. Paris, 1880.)

Cordes (*J*.) — Ueber den Bau des ut. myomes, das Verhalten des Mutterbodens und die Enstehung und Entwikelung des Neoplasma. Dissert. Berlin, 1880

Spiegelberg et *Waldeyer* — Wirchow's Archiv. Band XLIV.

Greene. — Ut. fibroïd cured by Ergot (Philad. med. and. surg. Report, février 1880.)

Brault (*M*.) — Diffic. du diagn. et dangers de l'intervent. chirurg. dans les cas de pol. latents de l'ut. Th. Paris, 1880)

Gusserow — Ueber die Behandlung der Blutungen bei Ut. myomen (Deutsch. med. Wochenschr, n° 22, 1880.)

Liebrecht (*F*). — Quatre observations de fibroïdes traités par l'ergotine. (Journ de méd. de Bruxelles, 1880)

March. — Fibroïd Tumor of the Womb. Radical cure by the Use of Ergot. (Philad. med Rep , déc. 1880.)

Mucci (*D*.) — Polipo fibroso endo-uterino a comparso intermittente asportato felicemente col laccio galvano-termico (lo Sperimentale, mars 1880)

Péan. — Des grandes tumeurs cystiques et fibro-cystiques non cancéreuses de l'ut. (Bull. de l'Acad. de Med., 1880)

Rohrig. — Erfahrungen uber verlauf und Prognose der uterus Fibromyome (Zeitschr. f. Geb. u Gynäk , 1880.)

Trélat. — Myomes utérins. (Gaz. hôp., 1880.)

Tripier. — Du traitement des tumeurs fibreuses de l'utérus, par une nouvelle classe de topiques. (Bull. gén. de thérap , 1880.)

Williams. — On some periodical changes which occur in fibroïd tumours of the ut and their significance. (Lancet, 15 mai 1880)

Browkillo. — De l'extirpation partielle des polypes ut volumineux, à large pédicule Th. Paris, 1881.

Duncan (Matthews).— Ut fibroïd, recovery (the Med. Press and circ , 2 février 1881)

Grammatikati. — Ein Myoma Cervicis cavernosum (Arch. f. Gyn , XVIII, p. 139, 1881.)

Labat. — Fibrome utérin, gangrène de la tumeur, élimination lente, septicémie péritonite (Arch. de Tocol., février 1881).

Morris. — Abstract of a clinical lecture on a case of intra mural fibroid tumour of the uterus, causing intermittent retention of urine and leading to suppuration in the left ovary and along both fallopian tubes : to dilatation of ureters, acute double nephritis and to purulent peritonites and death (the Brit. med. Journ., mai 1881).

Neville. — Auscultatory signs in ut. tumours (Dublin Journ. of med. Soc., avril 1881).

Nicaise. — Coïncidence rare de deux tumeurs fibreuses du corps de l'utérus et d'un cancer végétant du col (Gaz. hôp., n° 128, 1881).

Ollive. — Corps fibreux ayant entraîné une inversion complète de l'utérus, ablation du corps fibreux, guérison (Arch. de Tocol., mars 1881).

Nicaise. — Sarcome de l'utérus (Annales, vol. XV, p. 487, 1881).

Jacubask. — Fälle von Uterus Sarcom (Zeitschr f. Geb. und Gyn. B. VI, p. 261, B. VII, p. 53, 1881).

Tornley. — Remarks on a case of fibromyxoma (The medical Press. and Circ , février, 1881).

Colimati. — Contribuzione allostudio dei Tumori dell utero (Arch. per la Scienze Medic., vol. V, n° 1, 1881).

Guéniot. — Méthodes opératoires applicables à l'ablation des polypes de l'utérus (Ann. de Gynécol , 1881, t. XVI).

Rohrig. — Die Behandlung der Uterus Fibrome nach eigenen Erfahrungen (Virchow's Archiv., Band LXXXIII, cahier 3, 1881.

Gaillard (Thomas). — Clin. Lect. on subperitoneal ut. Fibroids (Boston med. and surg. Journ., vol. CIV, n° 19, 1881).

Wynn (Williams). — Case of fibro cystic subperitoneal tumour of the ut., cured by actual cautery (the Brit. med Journ., mars 1881).

Chahbazian. — Des fibromes du col de l'utérus au point de vue de la grossesse et de l'accouchement, th. Paris, 1882.

Cohnsteen. — Zur Etiologie der Uterus Myome (Centralbl. f. d. med. Wissensch., n° 37, 1882).

Depaul. — Présentation d'une volumineuse tumeur du col utérin (Bull. de l'Acad. de méd , n° 3, 1882).

Frankel und *Schuchardt*. — Zur Lehre von hämatocystischen Uterus Myomen (Arch. f. Gyn., B. XIX, p. 277, 1882).

Funk — Ueber spontane Elimination von Fibromyomen des Uterus (Anz. d. k. k. Gesellsch d. Aerzte in Wien, mars, 1882).

Heath (L.). — Two cases of enucleation of intra uterine Fibroïds (Edinburgh med. Journ., août 1882).

Maslowsky. — Zur Lehre von den Schleimpolyp. der Uterushohle (Centralbl. f. Gynäk., n° 4, 1882).

Ludwig (Joseph). — Beitrag zur Etiolog. der fibrin. Ut. Polypen (Zeitschr. f. Geb u. Gynäk., Band VIII, p. 68, 1882).

Edis. — Obstetrical Society of London Transactions, t. XI, Obstetrical Transactions, t XX.

Maslowsky. Of the developpement of malign. from non malign. tumors of utérus (Edimburh Med. Journal, janvier 1882).

Rabesiu (V.). — Ueber epithileale Geschwülste in Uterus Myomen (Wien. med. Wochenschr., n° 4, 1882).

Berg (A.). — Beitrage zur Paht. des fibrosen Ut. geschwülste, Endometritis myomatosa (Zeitschr. f. Geb. u. Gynak., Band VIII, p. 120).

Hofmokl. — Gestieltes Friboïd de Uterus oder seiner Adnexa, welches neben einer grossen Bauchhernie hervogetreten, die Bauchbeckendurch allmälige Verdünnungderselben zerstort hat und selbst theilweise brandig wurde. Heilung (Wien. med. Presse, n° 48, 1882).|

Kohn. — Fibromyon des Cervix Uteri Exstirpation durch die Scheide ; consecutive, sieben Wochen nach der Operation entstandene Blasenscheidenfistel (Wien. med. zeit., n° 41, 1882).

Madden. — 1° Interstitial Fibro-Myoma ; 2° Notes on ut. Fibroïds (Dublin Journ. of med. Sc., juillet août 1882).

Polk. — Coexistence d'un kyste para-ovarien et d'un fibrome kystique de l'utérus (New-York med. journ., 1884).

Radcliffe. — Treatment of uterine fibroïd with iodine (Philad. med. Times, juillet 1882).

Schmidt (*F.*). — Ein Fal von spontanem Ausstossen ,eines Uterus fibroïds durch die Bauchwand (Wien. med. Wochenschr., n° 28, 1882).

Schroder. — Ueber die Myomotomie (Zeits. f. Geb. u. Gynäk., Band VIII, p. 141, 1882).

De Cmet. — Hematome interstitiel de l'Ut. (Presse med, belge, n° 11, 1882).

Weiss. — Du sphacèle des fibromyomes utérins (Gaz. des hôpit., 1884).

Carlet. — Du traitement électrique des tumeurs fibreuses de l'utérus, th. Paris, 1884.

Bousquet. — Traitement des polypes utérins. Revue de clinique et de thérapeutique. Août 1888.

Hunter. — Amer. Journ. of. obstet., t. XXI, p. 62, 1888.

Le Petit. — Fibrome du corps et du col de l'utérus. Bull. de la Société anatomique, mai-juin 1894, p. 339.

Aslanion. — Un cas intéressant de sarcome telangiectasique de l'utérus. Persistance du corps de Wolff (Marseille médical). Archives de Tocologie et de Gynécologie, février 1895, p. 126.

EXPLICATION DES FIGURES

PLANCHE I.

Fibromyome sous-péritonéal (TILLAUX).

Réduit à 1/3 de la grandeur naturelle.

La tumeur a été fendue en son milieu du côté opposé au pédicule. La surface externe montre ses bosselures et la surface de section les nombreux nodules fibro-myomateux saillants qui forment la tumeur.

Le petit dessin placé à la partie supérieure présente vers le bas la surface de section du pédicule perforé par de nombreux vaisseaux sanguins.

PLANCHE II.

Figure 1. Sinus vasculaire de la coque fibromateuse (grossissement 2 d. 1/2). Coque fibromateuse. Lacunes veineuses et fibromyome proprement dit.

Figure 2. Petit fibro-myome sous-péritonéal calcifié (grossissement 11 diam.). Tissu utérin. Fibrome presque isolé par de grandes lacunes. Nodule central entièrement calcifié. Autres nodules plus ou moins calcifiés.

PLANCHE III.

Fibromyome du ligament large dont le centre est en dégénérescence sarcomateuse (PÉAN).

D'après le moulage du musée Dupuytren.
Réduit aux 2/3 de la grandeur naturelle.

La tumeur a été fendue en deux et étalée pour montrer la cavité kystique à bords anfractueux qui en occupe toute la partie centrale.

Planche IV.

Fibromyome interstitiel avec sinus sanguins sarcomateux.
Hémorrhagies abondantes (Tillaux).

Grossie au double de la grandeur naturelle.

Moitié de l'utérus coupé en deux suivant la longueur vue par la surface de section.

Cavité utérine à peu près conservée, à parois déchiquetées par de nombreux sinus sarcomateux. Nombreuses cavités kystiques dans le fibromyome.

Tissu utérin refoulé à la périphérie.

Planche V.

Développement du sarcome.

Figure 1. Coupe transversale d'un vaisseau au début de la formation sarcomateuse. Les cellules endothéliales s'arrondissent et prolifèrent.
La lumière est remplie de globules sanguins au milieu desquels on voit de petites cellules à noyaux fortement colorés (jeunes myéloplaxes ?). Gross. 250 d.

Figure 2. Coupe transversale d'un vaisseau où la formation sarcomateuse est plus avancée. La prolifération de l'endothélium oblitère presque complètement la lumière. Nodules de sarcome globo-cellulaire, avec capillaires. Gross. 250 d.

Figure 3. Nodule sarcomateux autour d'un capillaire. 4 pointes d'accroissement à cellules sarcomateuses. Gross. 150 d.

Figure 4. Coupe longitudinale d'un vaisseau à la suite de l'oblitération sarcomateuse. Le centre est complètement nécrosé. Gross. 320 d.

Figure 5. Coupe longitudinale d'un capillaire flexueux au début de la formation sarcomateuse. Pointes d'accroissement. Gross. 150 d.

Figure 6. Petite cellule ronde de sarcome. Gros noyau protoplasma peu abondant. Gross. 1100 d.

Figure 7. Même cellule en voie de division. La chromatine formé deux amphiasters ou étoiles filles. Gross. 1100 d.

Figure 8. Une des petites cellules signalées dans la lumière du vaisseau de la figure 1 vue à un fort grossissement (1310 d.).
La cellule contient 4 noyaux.

Planche VI.

Fibromyome myxomateux (Tillaux).

Représenté d'après le moulage du musée Dupuytren. Réduit aux 2/3 de la grandeur naturelle.

La tumeur fendue en deux et étalée, est vue un peu de côté.

Grandes lacunes. Fins trabécules étendus entre les nodules fibromyomateux subsistant.

Le Mans. — Association ouvrière, 5, rue du Porc-Épic (Hetrot, Guénet et Cie)

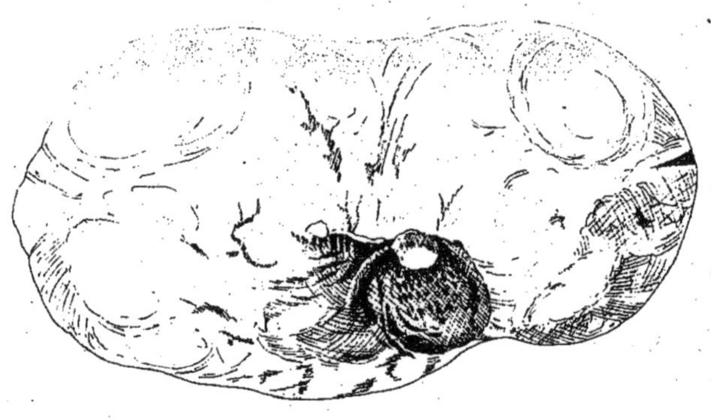

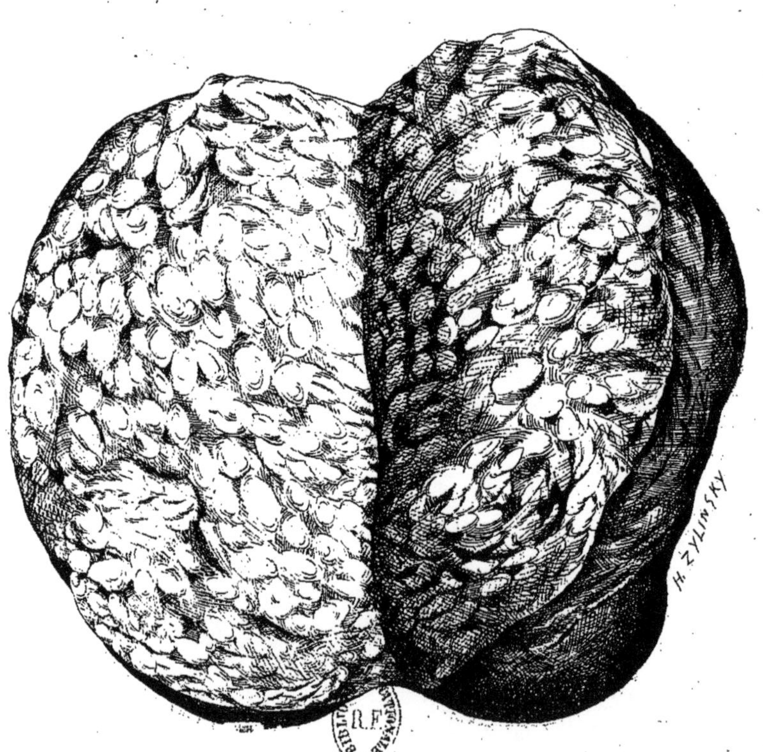

Fibro-myome sous-péritonéal (TILLAUX).

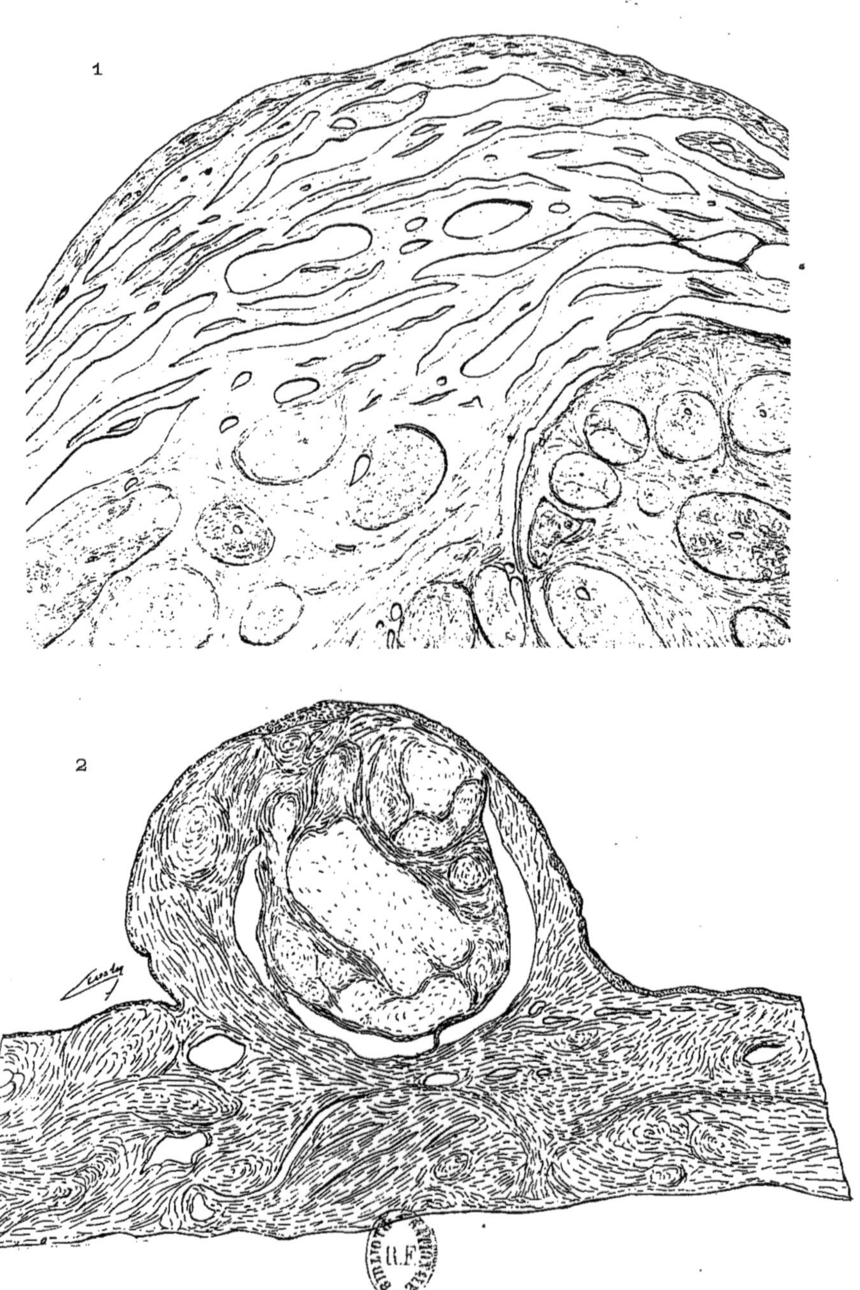

I. Sinus vasculaire de la coque fibromateuse.

II. Petit fibro-myome sous-peritonéal calcifié.

— M. COSTES. ad. nat.

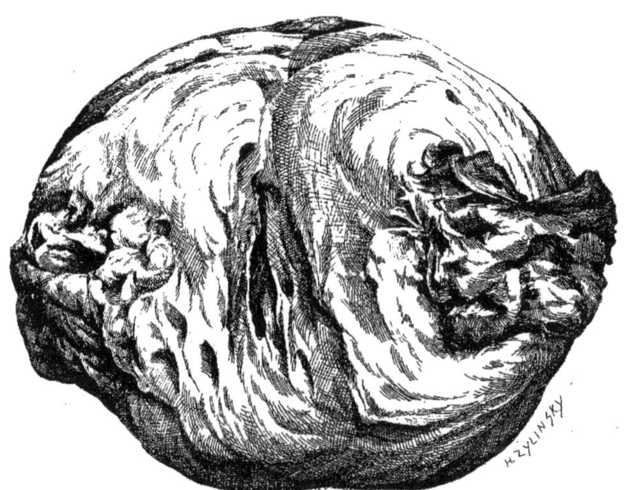

Fibro-myome du ligament large dont le centre est en
dégénérescence sarcomateuse (Péan).

Musée Dupuytren

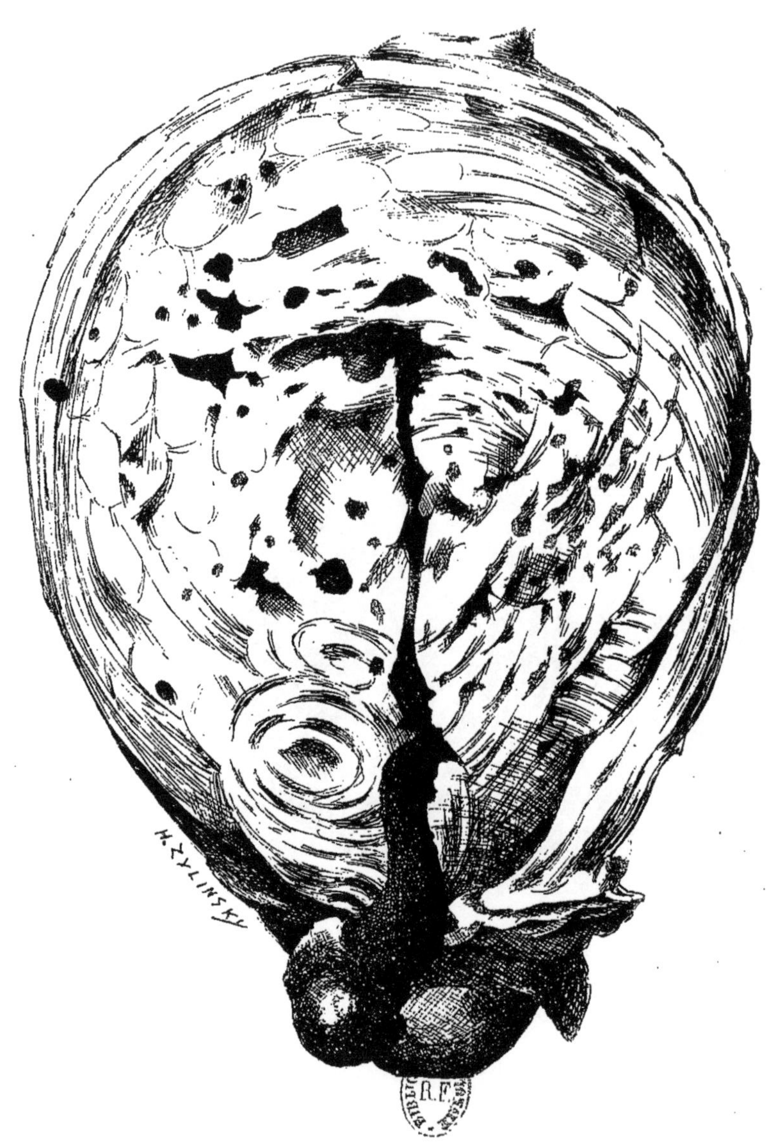

Fibro-myome interstitiel avec sinus sanguins sarcomateux,
Hémorrhagies abondantes (Tillaux).

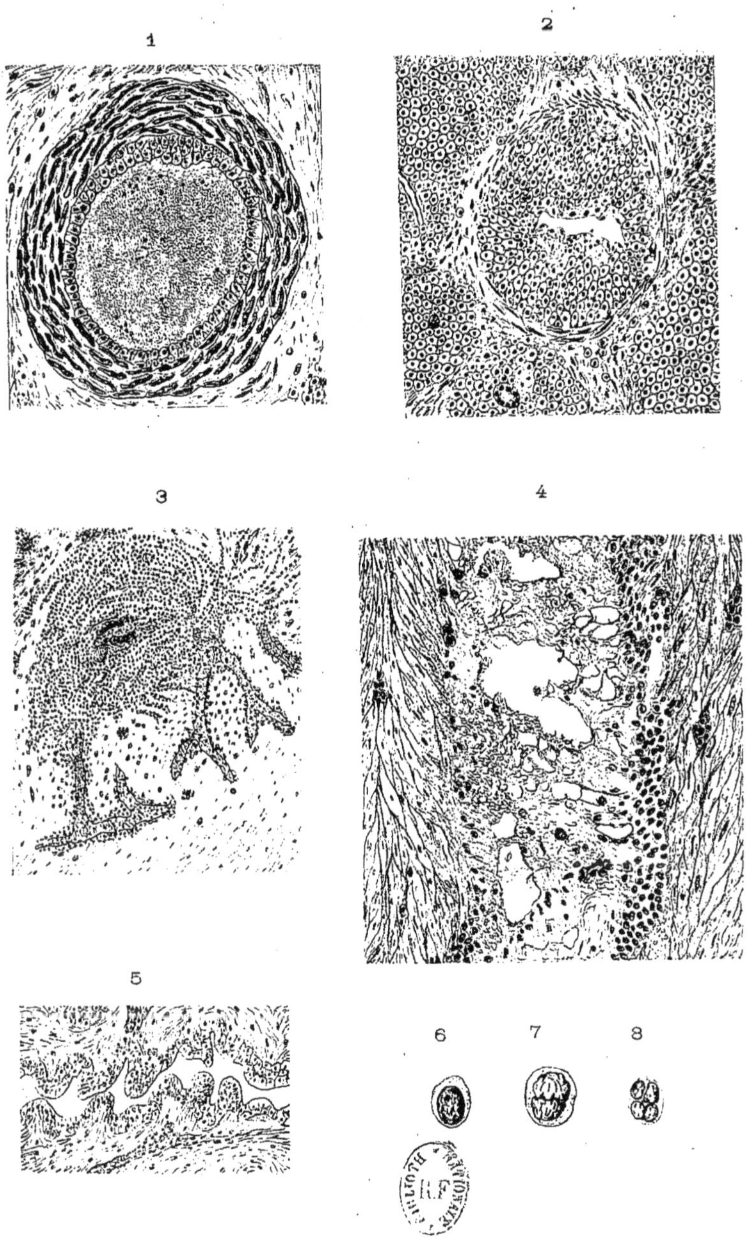

Développement du sarcôme.